Joachim Küchenhoff
Depression

Viele Begriffe, die wir aus der Psychoanalyse kennen, blicken auf eine lange Geschichte zurück und waren zum Teil schon vor Freuds Zeit ein Thema. Einige Begriffe haben längst den Weg aus der Fachwelt hinaus in die Umgangssprache gefunden. Alle diese Begriffe stellen heute nicht nur für die Psychoanalyse, sondern auch für andere Therapieschulen zentrale Bezugspunkte dar.

Die Reihe »Analyse der Psyche und Psychotherapie« greift grundlegende Konzepte und Begrifflichkeiten der Psychoanalyse auf und thematisiert deren jeweilige Bedeutung für und ihre Verwendung in der Therapie. Jeder Band vermittelt in knapper und kompetenter Form das Basiswissen zu einem zentralen Gegenstand, indem seine historische Entwicklung nachgezeichnet und er auf dem neuesten Stand der wissenschaftlichen Diskussion erläutert wird.

Alle Autorinnen und Autoren sind ausgewiesene Fachleute auf ihrem Gebiet und können aus ihren langjährigen Erfahrungen in Klinik, Forschung und Lehre schöpfen. Die Reihe richtet sich in erster Linie an Psychotherapeutinnen und -therapeuten aller Schulen, aber auch an Studierende in Universität und Therapieausbildung.

Bereits erschienen sind:

Band 1 Mathias Hirsch: Trauma. 2011.
Band 2 Günter Gödde, Michael B. Buchholz: Unbewusstes. 2011.
Band 3 Wolfgang Berner: Perversion. 2011.
Band 4 Hans Sohni: Geschwisterdynamik. 2011.
Band 5 Joachim Küchenhoff: Psychose. 2012.
Band 6 Benigna Gerisch: Suizidalität. 2012.
Band 7 Jens L. Tiedemann: Scham. 2013.
Band 8 Ilka Quindeau: Sexualität. 2014.
Band 9 Angelika Ebrecht-Laermann: Angst. 2014.
Band 10 Hans-Dieter König: Affekte. 2014.
Band 11 Bernhard Strauß: Bindung. 2014.
Band 12 Ludwig Janus: Geburt. 2015.
Band 13 Jürgen Grieser: Triangulierung. 2015.
Band 14 Bernd Nissen: Hypochondrie. 2015.
Band 15 Roland Voigtel: Sucht. 2015.

Band 16 **Analyse der Psyche und Psychotherapie**

Joachim Küchenhoff

Depression

Psychosozial-Verlag

Bibliografische Information der Deutschen Nationalbibliothek
Die Deutsche Nationalbibliothek verzeichnet diese Publikation in der Deutschen Nationalbibliografie; detaillierte bibliografische Daten sind im Internet über http://dnb.d-nb.de abrufbar.

3. Auflage 2025

Gesetzlich vertreten durch die persönlich haftende Gesellschaft Wirth GmbH,
Geschäftsführer: Johann Wirth
Walltorstraße 10, 35390 Gießen, Deutschland
06 41 96 99 78 0
info@psychosozial-verlag.de
www.psychosozial-verlag.de

Umschlaggestaltung und Innenlayout nach Entwürfen von Hanspeter Ludwig, Wetzlar
Satz: metiTec-Software, me-ti GmbH, Berlin, www.me-ti.de
Druck und Bindung: Majuskel Medienproduktion GmbH
Elsa-Brandström-Straße 18, 35578 Wetzlar, Deutschland
Printed in Germany

ISBN 978-3-8379-2705-4 (Print)
ISBN 978-3-8379-7321-1 (E-Book-PDF)
ISSN 2943-6222

Inhalt

Zur Einleitung

Dass mit diesem Buch ein weiterer Text zur Depression vorgelegt wird, bedarf einleitend einer kurzen Begründung, denn es gibt derer ja offenbar schon genug. Warum also sollte der Leser oder die Leserin ausgerechnet zu diesem Buch greifen? Das wird er oder sie nur tun, wenn die Lektüre neue Informationen bereitstellt und ungewohnte, klinisch brauchbare Perspektiven eröffnet. Die folgenden Gesichtspunkte sollen zu einer begründeten Entscheidung beitragen.

Dieses Buch ersetzt kein psychiatrisches Lehrbuch. Zwar geht es detailliert auf die deskriptive Psychopathologie ein, bleibt aber bei ihr nicht stehen, sondern erweitert sie um eine psychodynamische Typologie. Zwar erörtert es ausführlich die psychodynamische Psychopharmakologie (Küchenhoff, 2016) und geht auf die Beziehungsdynamik der medikamentösen Therapie genau ein, gibt aber keine Handlungsanweisungen zu einzelnen Antidepressiva.

Stattdessen wird eine konsequent psychoanalytische und – in ihren Anwendungsformen – psychodynamische Blickrichtung gewählt. Die Übersicht über wesentliche psychoanalytische Konzepte zur Dynamik der Depression lässt sich andernorts sicher auch finden, aber sie ist hier mit dem Anspruch verknüpft, die wesentlichen Autoren[1] klar und markant in ihren zentralen Aussagen wiederzugeben. Gleiches gilt für die klinisch anschaulichen, anhand von Fallvignetten erläuterten Formen der Trauer.

Ungewöhnlich und andernorts nicht zu finden ist der Einschluss zeitphilosophischer und zeitdynamischer Ansätze in den

1 Der einfacheren Lesbarkeit halber wurde auf die Nennung beider Geschlechter verzichtet, auch wenn selbstverständlich immer beide angesprochen sind.

verstehenden Zugang zur Depression. Nicht ohne Grund steht er am Anfang, da das veränderte Zeiterleben in der melancholischen Verstimmung klinisch höchst bedeutsam ist.

Ebenfalls unverwechselbar neu und deshalb innovativ ist die im Zentrum des Buchs stehende Typologie. Ausgehend von der These, dass das depressive Erleben mit der Angst vor dem Beziehungsverlust verbunden ist, werden die Bedingungen der Depression und die spezifischen Ängste depressiv erlebender Menschen untersucht, um die Grundangst vor Trennung nach ihren psychodynamischen Ursachen zu differenzieren. So lassen sich sechs verschiedene psychodynamische Konstellationen unterscheiden, die auch mithilfe der Operationalisierten Psychodynamischen Diagnostik (OPD) beschrieben werden können.

Über Deskription und psychodynamisches Verstehen hinaus werden die erarbeiteten Ansätze für therapeutische Konzepte und Empfehlungen genutzt. Nach einer Übersicht über die Behandlungsleitlinien der Therapie der unipolaren Depression, an deren Ausarbeitung der Autor mitwirken konnte, werden zunächst allgemeine und klinisch wertvolle Hinweise für die spezifische psychoanalytische Behandlung gegeben. Anschließend wird konkret gezeigt, wie die erarbeitete psychodynamische Typologie zur Grundlage einer Therapie werden kann, die sich nicht nur psychoanalytischer Methoden bedient, sondern auch auf kognitive und verhaltenstherapeutische Techniken zurückgreift; eine Therapie, wie sie mit zunehmender Häufigkeit besonders an Kliniken Anwendung findet. Methodensynergie heißt das Stichwort, die auf diese Weise durchdacht, konzeptuell begründet und nicht willkürlich umgesetzt werden kann.

Ein ausführlicher Fallbericht über eine rein psychoanalytisch durchgeführte Therapie findet sich – gleichsam als Gegengewicht – am Schluss. An diesem gründlich protokollierten Beispiel wird aufgezeigt, wie viel nach wie vor eine Psychoanalyse zu bewirken vermag. Dass sich der psychoanalytische Fortschritt anhand der regen Traumarbeit der Analysandin verfolgen lässt, ist wertvoll, zumal das Traummaterial einen besonders anschaulichen Einblick in das depressive Erleben ermöglicht.

Mein Dank gilt Herrn Professor Dr. Hans-Jürgen Wirth, dem Verleger des Psychosozial-Verlags, für seine Initiative und den

Vorschlag, ein Buch zum Thema Depression in der Verlagsreihe »Analyse der Psyche und Psychotherapie« beizutragen. Ihm und allen Mitarbeiterinnen des Verlags sei für die gute Begleitung dieses Projekts gedankt. Elke Anschütz, meine Direktionssekretärin in der Psychiatrie Baselland, hat die erste Version des Manuskriptes in gewohnt zuverlässiger Weise formal bearbeitet. Die Lektorin Grit Sündermann hat das ganze Buch sorgfältig und konstruktiv lektoriert und sich auf diese Weise um die Endversion besonders verdient gemacht.

Epidemiologie, deskriptive psychopathologische Diagnostik und Kritik der Psychopathologie

Epidemiologie

Depressionen gelten als häufige Krankheitsbilder; das Bundesministerium für Gesundheit der BRD geht davon aus, dass »bis zum Jahr 2020 […] Depressionen oder affektive Störungen laut Weltgesundheitsorganisation weltweit die zweithäufigste Volkskrankheit sein [werden]«[2]. Die neueste Version der von der Arbeitsgemeinschaft der Wissenschaftlichen Medizinischen Fachgesellschaften AMWF herausgegebenen Leitlinien[3] zur unipolaren Depression geht von folgenden Zahlen aus:

- Pro Jahr erkranken 1–2% der Bevölkerung neu an einer unipolaren Depression (Jahresinzidenz).
- Das Risiko, im Laufe des Lebens eine Depression zu erleiden (Lebenszeitprävalenz), liegt bei 16–20%. Jeder fünfte Mensch entwickelt also im Verlauf seines Lebens eine klinisch fassbare Depression.
- Etwa 8% der Bevölkerung leiden aktuell unter einer depressiven Symptomatik (Punktprävalenz).
- In der Bundesrepublik Deutschland sind mehr als sechs Millionen Menschen pro Jahr von einer unipolaren Depression betroffen (12-Monats-Prävalenz).

Frauen sind häufiger von depressiven Störungen betroffen, ihr Erkrankungsrisiko für eine unipolare Depression ist doppelt so hoch wie das von Männern. Depressionen treten in jedem Lebensalter

---

2 www.bundesgesundheitsministerium.de/themen/praevention/gesund heitsgefahren/depression.html; Zugriff: 05.06.2017.

3 www.awmf.org/leitlinien/detail/ll/nvl-005.html; Zugriff 31.05.2017.

auf. Immerhin erkranken 50% aller Patienten erstmals bereits vor ihrem 31. Lebensjahr. Die Depression kann daher nicht als Erkrankung des höheren Lebensalters gelten, auch wenn die Inzidenz mit dem Lebensalter ansteigt. Im höheren Lebensalter werden Depressionen als die häufigste psychische Störung angesehen. Die Punktprävalenz von über 17% einer depressiven Symptomatik bei Menschen über 75 Jahren ist alarmierend; die Zahl erhöht sich noch unter Bewohnern von Alters- und Pflegeheimen. Auch die Anzahl vollendeter Suizide steigt mit dem Lebensalter an und ist bei Hochbetagten am höchsten.

Die Leitlinien liefern weitere interessante epidemiologische Befunde:

- Der Familienstand und das Vorhandensein bzw. Fehlen einer vertrauensvollen persönlichen Beziehung sind als Protektiv- bzw. Risikofaktoren bei unipolaren Depressionen gesichert. Getrennte, geschiedene und verwitwete Personen und solche ohne enge Bezugspersonen haben eine höhere Erkrankungswahrscheinlichkeit.
- Unter den sozioökonomischen Faktoren korrelieren ein höheres Bildungsniveau und eine sichere berufliche Anstellung mit niedrigeren Depressionsraten.
- Menschen, die in städtischer Umgebung und in Mietwohnungen leben, haben ein höheres Depressionsrisiko als diejenigen, die auf dem Land und in einem Eigenheim wohnen.

Diese Zahlen sind bekannt; es soll aber einleitend an sie erinnert werden, um die Dringlichkeit, sich mit depressiven Störungen zu befassen, zu unterstreichen.

Deskriptive Psychopathologie der unipolaren Depression

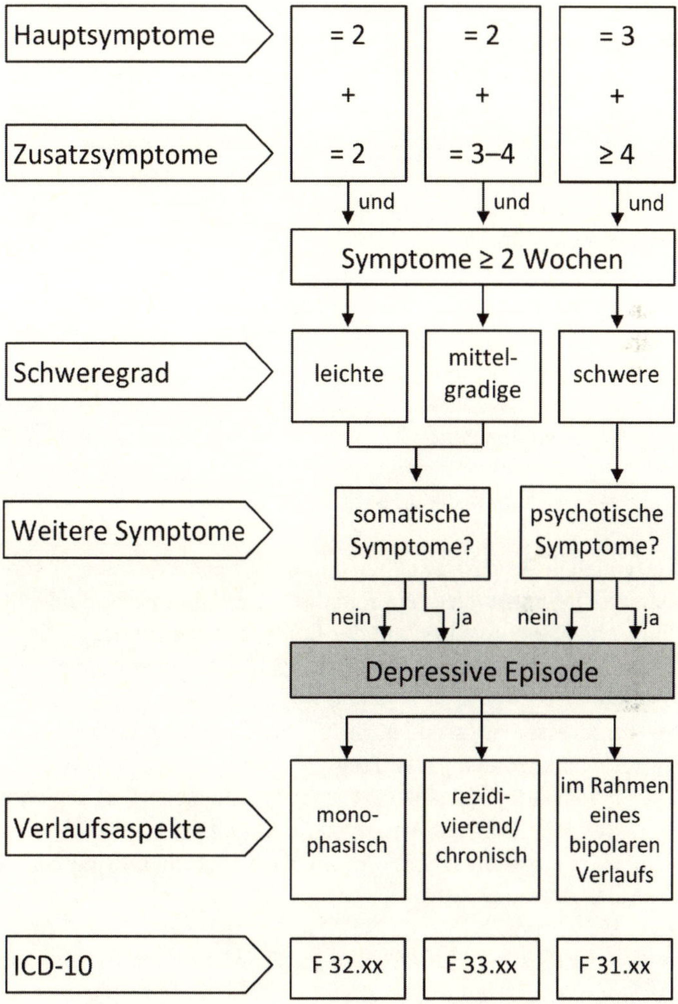

Abbildung 1: Diagnose depressiver Episoden nach ICD-10-Kriterien (eigene Darstellung nach DGPPN, 2015, S. 33)

Die psychopathologische Diagnostik der unipolaren Depression nach dem ICD-10 kennt folgende deskriptive Beschreibungsalgorithmen, die in der obenstehenden Grafik übersichtlich zusammengefasst sind. Das ICD unterscheidet Haupt- und Nebensymptome der unipolaren Depression:

- Hauptsymptome:
  - depressive, gedrückte Stimmung
  - Interessenverlust und Freudlosigkeit
  - Verminderung des Antriebs mit erhöhter Ermüdbarkeit (oft selbst nach kleinen Anstrengungen) und Aktivitätseinschränkung
- Nebensymptome:
  - verminderte Konzentration und Aufmerksamkeit
  - vermindertes Selbstwertgefühl und Selbstvertrauen
  - Schuldgefühle und Gefühle von Wertlosigkeit
  - negative und pessimistische Zukunftsperspektiven
  - Suizidgedanken, erfolgte Selbstverletzung oder Suizidhandlungen
  - Schlafstörungen
  - verminderter Appetit

Zur genauen Beschreibung nach dem ICD gehören zwei weitere Differenzierungen: Liegt ein somatisches Syndrom vor? Sind psychotische Erlebnisweisen mit der Depression verbunden?

Das somatische Syndrom ist durch folgende Merkmale gekennzeichnet:

- Interessenverlust oder Verlust der Freude an normalerweise angenehmen Aktivitäten
- mangelnde Fähigkeit, auf eine freundliche Umgebung oder freudige Ereignisse emotional zu reagieren
- frühmorgendliches Erwachen, zwei oder mehr Stunden vor der gewohnten Zeit
- Morgentief
- der objektive Befund einer psychomotorischen Hemmung oder Agitiertheit
- deutlicher Appetitverlust
- Gewichtsverlust, häufig mehr als 5% des Körpergewichts im vergangenen Monat
- deutlicher Libidoverlust

Das Körpererleben ist in den Fällen, in denen ein somatisches Syndrom vorliegt, stärker vom depressiven Erleben erfasst und beeinträchtigt. Die Körpernähe des depressiven Empfindens galt zu den Zeiten, als noch von »endogener« oder »endomorpher« Depression gesprochen wurde, als Hinweis auf die biologische Verursachung der Depression. Die Begrifflichkeit verweist schon auf das Konzept, dass die Depression »von innen« (endogen) verursacht oder gestaltet (endomorph) wird, wobei »innen« immer den biologischen Prozess meinte. Diese Vermutung lässt sich so einfach jedoch nicht aufrechterhalten. Allerdings lässt sich bei diesen Formen der Depression eine besonders starke chronobiologische Beeinflussbarkeit, auch eine jahreszeitliche Schwankung, beobachten. In jedem Fall muss darauf geachtet werden, dass das sogenannte somatische Syndrom ein Alarmzeichen sein kann, weil die tiefsten Vitalitätsschichten des menschlichen Erlebens angegriffen und die darunter leidenden Menschen besonders betroffen sein können, sodass die Suizidneigung größer wird. Zudem tritt es gehäuft mit der zweiten Zusatzpathologie, den psychotischen Störungen im Rahmen einer Depression, auf.

Die psychotischen Zusatzsymptome lassen sich so charakterisieren:

- Wahnideen im Sinne von Versündigung, Verarmung, Angst vor einer bevorstehenden Katastrophe, Schuld, in Form von hypochondrischem Wahn, in Form eines nihilistischen (Überzeugung, innerlich bereits tot oder teilweise abgestorben zu sein) oder Verkleinerungswahns (Gewissheit, körperlich ständig weiter zu schrumpfen)
- akustische Halluzinationen (selten), Geruchshalluzinationen (Eigengeruchshalluzinationen, Fäulnis des eigenen Körpers oder in der Umgebung)
- Stupor (Starre) als Form einer extrem gesteigerten Handlungshemmung

Die hier beschriebene deskriptive Psychopathologie lehnt sich an das noch in Deutschland oder der Schweiz gültige ICD-10 an. Das amerikanische DSM-5 *(Diagnostic and Statistical Manual of Mental Disorders)* weist einige Unterschiede auf, die doch erwähnt sein sollen. Es bietet mehr Kategorien zur Spezifizierung der sogenannten »Major Depression« an. Die depressive Kernsymptomatik geht mit Folgendem einher:

- Angst
- gemischte Merkmale (manische Symptome, die das Kriterium einer manischen Episode nicht erfüllen)
- melancholische Merkmale (entsprechend dem somatischen Syndrom)
- atypische Merkmale
- psychotische Merkmale
- Katatonie
- peripartaler Beginn
- saisonales Muster

Das DSM-5 hebt außerdem die Unterscheidung zwischen den Diagnosen »Dysthymie« und »Chronische Major Depression« auf und schafft mit der »Persistierenden Depressiven Störung« eine einzige diagnostische Kategorie, die davon ausgeht, dass die Beschwerden mindestens zwei Jahre andauern. Innerhalb dieser Persistierenden Depressiven Störung wird zwischen dem reinen dysthymen Syndrom und dem durchgängigen oder nur zeitweisen Vorliegen einer anhaltenden Major Depressive Episode unterschieden. Eine Persistierende Depressive Störung wird vorrangig, also vor der Diagnose einer Episode der Major Depression, diagnostiziert.

Das DSM-5 rechnet außerdem mehrere Störungen den depressiven Störungen zu, die in der ICD-10 an anderer Stelle auftauchen. Dies gilt für die Prämenstruelle Dysphorische Störung, für die substanz- oder medikamenteninduzierte depressive Störung und für depressive Störungen, die auf andere medizinische Ursachen zurückzuführen sind.

Trauer ist im DSM-5 nicht mehr Ausschlusskriterium für die Diagnose einer depressiven Episode. Die Symptome von Depression und Trauer können demnach zusammen auftreten. Eine Trauerreaktion grenzt sich dadurch ab, dass Gefühle von Leere und Verlust vorherrschen, aber nicht andauernd das Erleben bestimmen, sodass auch Platz für positive Emotionen und Humor bleibt.

Ganz neu ins DSM-5 wurde die Disruptive Affektregulationsstörung aufgenommen, die eine Störung mit wiederkehrenden

Gefühlsausbrüchen beschreibt, die sich verbal oder im Verhalten zeigen können und der Situation und dem Entwicklungsstand unangemessen sind. Die Stimmung zwischen den Gefühlsausbrüchen ist meist gereizt. Die Störung sollte nur bei Kindern bzw. Jugendlichen zwischen sechs und 18 Jahren diagnostiziert werden. Sie wurde zum DSM-5 hinzugefügt, um das Überdiagnostizieren von bipolaren Störungen bei Kindern zu vermeiden.

Kritik an der deskriptiven Psychopathologie

Leider hat sich auch im neuesten Diagnoseinventar, dem DSM-5, im Gesamtaufbau und dem sich darin offenbarenden Denkmuster nichts geändert. Der so problematische Störungsbegriff wird ein weiteres Mal nicht hinterfragt, sondern weitergeführt. Dabei ist doch höchst fraglich, ob der Störungsbegriff überhaupt sinnvoll gewählt ist. Sein Anspruch ist ja, dass er nosologisch neutral ist und dazu taugt, klinische Bilder als Phänomene, also unvoreingenommen in der Beschreibung, zu erfassen. Zur phänomenologischen Grundhaltung gehört es, dass distanziert von konzeptuellen Vorannahmen eine reine Beschreibung gewählt werden kann. Diesem Anspruch wird der Störungsbegriff aber nicht gerecht. Ein gutes Beispiel sind die Panikstörungen, die diagnostiziert werden, sobald sich keine Ursache für das Auftreten der Angst finden lässt. Hier stellt sich natürlich sogleich die Frage, worauf sich denn der Blick des Phänomenologen überhaupt richtet. Wenn er nur die manifesten, also vom Patienten selbst genannten Angstanlässe beschreibt, mag die Beschreibung stimmen. Wenn aber vorbewusste oder gar unbewusste Dimensionen ebenfalls berücksichtigt werden, ändert sich das Bild grundlegend. Aus psychoanalytischer Perspektive wird also in der Definition der Panikstörung selbst eine Reduktion des klinischen Blicks auf das Manifeste verankert und andere Sichtweisen an der Schwelle zu persönlichen Kontextbedingungen werden schlicht ausgeblendet.

Diagnostische Etiketten werden schnell verdinglicht, sie werden rasch umgemünzt zu Wirklichkeiten, während sie doch gewählte, also als Konventionen gültige Übereinkünfte sind. Es ist erstaunlich, dass auf der Grundlage definitorischer Konventionen zum Beispiel biologische Unterschiede gesucht werden. Das setzt doch die außerordentlich kühne Überzeugung voraus, dass sich in der biologischen Grundlage die Konvention widerspiegelt. Man muss sich nicht wundern, wenn eine Forschung, die diese Absicht hat, zu keinem Ziel kommt, eben weil die neurobiologische Basis nicht einfach und schnell mit der konventionellen Beschreibungsform in Übereinstimmung zu bringen ist. Der biologische Prozess lässt sich nicht der Konventionalität psychopathologischer Diagnostik unterwerfen!

Das Beharren darauf, dass allein Deskription den Entwurf des Klassifikationssystems leitet, kann übersehen lassen, dass Annahmen bei der Gestaltung einer diagnostischen Kategorie wegleitend gewesen sind. Dass etwa die Begrenzung von Trauerreaktionen auf 14 Tage so viel Widerspruch geerntet hat, ist nicht zuletzt wissenschaftstheoretisch plausibel und sinnvoll. Auch wenn die Intention darin gelegen haben mag, bei einer Trauerreaktion auf Verluste die behandlungsbedürftige Depression nicht zu übersehen, so scheint doch in der Wahl des Zeitfensters eine nicht reflektierte gesellschaftliche Norm durch, die vorschreibt, wie lange ein Trauerprozess eigentlich zu gehen habe, bevor er als pathologisch einzuordnen ist.

Die Algorithmen einer deskriptiv vorgehenden Psychopathologie, aus der alle Schritte des Verstehens der Krankheit eliminiert worden sind, führen dazu, dass Zusammenhänge systematisch zerrissen werden. Sicherlich, es sollten allzu rasch eingespielte Annahmen zwischen Symptom und Persönlichkeit, zwischen Krankheitsverlauf und biologischem Prozess etc. infrage gestellt werden. Das daraus resultierende Verfahren aber ist nun seinerseits an harte Grenzen gestoßen, die darin liegen, dass es nicht zu der Person des Kranken, seiner Subjektivität, seiner Identität und seiner Individualität zurückfindet. Diese Begriffe liest man in aller Regel in psychiatrischen Lehrbüchern nicht.

Die Psychiatrie spürt im Übrigen auch im Kerngebiet der biologischen Forschung selbst diesen Mangel. Hier hat sich seit einigen Jahren der Ansatz einer »personalisierten Psychiatrie« entwickelt. In dieser neuen Richtung wird die individuelle biologische und genetische Voraussetzung jedes Patienten in der Behandlung ernst genommen. Eigenartig aber ist, dass ausgerechnet der Personenbegriff dazu hergenommen wird, um biologisch individuelle Sachverhalte zu beschreiben. Dass die Person fehlt, wird also anerkannt, doch zugleich wird auch diese noch biologisiert. Zwar wird am falschen Ort von der Person gesprochen, wenn es um die individuelle neurobiologische Disposition geht, aber noch in diesem nomenklatorischen Fehlgriff wird deutlich, dass die Dimension der Person selbst in einer biologisch geprägten Psychiatrie vermisst wird.

Zu den Dimensionen eines philosophisch und psychoanalytisch relevanten Personenbegriffs gehört aber mehr: Er setzt sich aus den eben genannten Dimensionen der Subjektivität, der Individualität und der Identität zusammen. Die Subjektivität eines Menschen wird erfüllt vom je eigenen Erleben, von der Gefühlswelt und den eigenen Vorstellungen. Subjektivität ist nicht technisch erfassbar, sondern setzt in der therapeutischen Begegnung auch ein Sich-Einlassen voraus, sie verlangt Empathie, Einfühlung, auch den Einsatz der eigenen Person des Diagnostikers. Individualität hingegen beschreibt das, was an der einzelnen Person nicht verwechselbar und nicht austauschbar ist. Individualität lässt sich nicht einer Allgemeinheit unterordnen. Individualität ist also nicht nur das, was der Einzelne aus einer allgemeinen Voraussetzung tut, sondern wie er die allgemeinen Voraussetzungen – seien dies nun kulturelle, gesellschaftliche, sprachliche, lokale etc. – sieht und in welcher unwiederholbaren Weise er mit den Umständen, die ihn prägen, umgeht. Identität schließlich beschreibt dasjenige an der Person, was sich über die Zeit hin als stabil erweist. Identisch mit sich zu sein bedeutet nicht, immer gleich zu bleiben, sondern die eigene Persönlichkeitsentwicklung als eine konsistente Geschichte erzählen zu können, also auch die Veränderungsprozesse im Leben als zur eigenen Person gehörig beschreiben zu können.

Im Begriff der Person bündeln sich also die Merkmale von Subjektivität, Individualität und Identität, die wesentliche Voraussetzungen dafür sind, wie Menschen als Personen ernst genommen und verstanden werden können. Diagnosesysteme müssen in der Lage sein, auf diese Merkmale der Person aufmerksam zu machen und sie nicht zum Verschwinden bringen.

Eine diagnostische ebenso wie eine therapeutische Haltung, die sich der Person in der dreifachen Auffaltung von Subjektivität, Individualität und Identität widmet und zugleich soziale, kulturelle und gesellschaftliche Faktoren nicht vernachlässigt, die aber auch bereit ist, die Andersheit seelischer Krankheit nicht zu nivellieren, sondern ernst zu nehmen, braucht eine Fundierung. Hier nun spielt die Psychoanalyse eine entscheidende Rolle. Wie keine andere psychotherapeutische Konzeption erlaubt es die psychoanalytische Haltung, ja fordert es sogar, dass die Eigentümlichkeit der Persönlichkeit des Anderen anerkannt wird. Die Empathie, der Versuch zu verstehen, bemächtigt sich in der Analyse des Anderen nicht, um ihn zu manipulieren und zu beherrschen. Vielmehr ist Selbstreflexion, das Überdenken der emotionalen und kognitiven Einstellungen dem Anderen gegenüber, ein Grundtatbestand der Psychoanalyse, der immer wieder gegen die Gefahr, den Analysanden zu beherrschen, gerichtet ist.

Im Folgenden wird es ausschließlich um die Depression, vornehmlich um die unipolare Depression und in geringerem Ausmaß auch um die Dysthymie, gehen, und zwar so, dass die Person des oder der unter einer Depression leidenden Menschen in den Blick genommen und sichtbar wird. Die Psychoanalyse erlaubt es, das, was den depressiv gewordenen Menschen in seinem Leiden umtreibt, besser zu verstehen. Daher wird im Buch vor allem eine psychoanalytische Perspektive gewählt. Dort, wo es für ein personales Verstehen hilfreich ist, werden ergänzend philosophische Ansätze und medizinanthropologische Konzepte genutzt.

Zeit und Depression

Um die Person des depressiv erlebenden Menschen in den Mittelpunkt stellen zu können, soll den psychoanalytischen Theorien zur Depression ein Blick auf die Studien vorangestellt werden, die aus der Sicht einer psychiatrischen Anthropologie und Phänomenologie, vor allem aber aus der Perspektive wichtiger philosophischer Autoren das Zeiterleben Depressiver untersuchen. Denn den besonderen Bezug zur Zeit in der Depression zu kennen, ist nicht nur grundlagenwissenschaftlich für eine Theorie der Zeit bedeutsam, sondern auch klinisch-praktisch notwendig.

Depression als Verzweiflung am nicht erfüllten Leben: Søren Kierkegaard

Beginnen wir mit der Philosophie der Verzweiflung, wie sie Søren Kierkegaard vorgelegt hat. Von psychoanalytischer Seite wurde vor allem untersucht, was Kierkegaard persönlich zu der intensiven Befassung mit Melancholie getrieben haben mag. So wurde vermutet, seine Melancholie drücke die intensiven Trennungsschmerzen aus, die ihn seit der frühen Kindheit beträfen (Lemaigre, 2001). Dieser Zusammenhang indes hat für unsere Analyse der Zeitlichkeit in der Melancholie keine Bedeutung. Nein, wichtig ist allein der philosophische Gedanke und die Frage, inwieweit er uns über Phänomene der depressiven Verfassung aufzuklären in der Lage ist (vgl. für das Folgende Theunissen, 1993; Wesche, 2003).

Kierkegaard befasst sich im philosophischen Kontext seines Werks mit dem Gefühl der Verzweiflung, das einem »Totsein im Leben« gleicht (Wesche, 2003, S. 42), was dem Gefühl des schwer

Depressiven durchaus vergleichbar ist. Der Tod ist dem Verzweifelten gegenwärtig, weil das Leben selbst leblos wird. Als Tod wird die Selbstverborgenheit erfahren: wenn ein Leben ohne Wissen von der Lebenswertigkeit des Lebens geführt werden muss. Leben wird dann zu einem »bloßen Leben« herabgestuft, also zu einem Leben, das nichts mehr kennt als das Weiterleben. Lebenszeit selbst wird nicht als Leben, sondern als Leben-Müssen verstanden. Diese Erfahrung des lebenslangen Sterbens ist erstens durch das Gefühl von »Erstorbenheit« bedingt: Das Leben fühlt sich ungelebt, unausgefüllt an. Vergangenheit stellt sich als versäumte Zeit, Zukunft als leere Zeit, Gegenwart als unbeteiligter Vollzug dar. Zum zweiten spielt die Schwere eine Rolle: Während im Erstorbenheitsgefühl die Lebendigkeit fehlt, also Bezug genommen wird auf das, was fehlt, ist die Schwere Ausdruck dessen, was ist: die zu führende Lebenszeit, die nicht ausgefüllt werden kann. Das Schwere entsteht durch die Leere. Gerade der, der keine Aufgabe hat, leidet unter ihr. Drittens spielt die Indolenz (Schmerzlosigkeit) eine Rolle. Die Negativität wird hier in einer erloschenen, indifferenten Weise aufgenommen.

Natürlich ist der philosophische Kontext an dieser Stelle nicht gewürdigt und nur die Beschreibung Kierkegaards, was Verzweiflung heißt, herausgebrochen aus der Gesamtheit seines Werks. Dennoch lohnt es, die schwere Depression aus der Perspektive der Verzweiflung darzustellen. Einerseits wird bei Kierkegaard bereits auf die wichtige Dimension des Zeiterlebens in der Verzweiflung hingewiesen, andererseits wird die Verzweiflung mit der Unausgefülltheit des gelebten Lebens zusammengedacht: die Verzweiflung nährt sich aus dem Gefühl, dass die verzweifelte Person nicht zu einem ihr entsprechenden, von ihr ausgefüllten Lebensvollzug findet. Es geht in der Verzweiflung gleichsam um das Ganze, nicht um eine Verstimmung, also eine affektive Befindlichkeit allein, die auf die Handlungsfähigkeit ausstrahlt, sondern um den Lebensentwurf überhaupt, um das Gefühl also, das Leben selbst nicht ergreifen zu können; es geht um die Bestimmung, die man für das eigene Selbst im Leben nicht findet. Damit ist die Verzweiflung nicht einfach eine psychologische Disposition, die sich zum Beispiel aus einer zu großen Arbeitslast ergibt, vielmehr geht es in diesem Beispiel um die Frage, inwieweit sich der Einzelne durch die Arbeit verwirklichen kann. Es geht darum, dass jeder Einzelne die Bestimmung seines Lebens zu finden hat; wenn das nicht gelingt, resultiert daraus die Verzweiflung. Und sie ist heilsam, da erst sie es erlaubt, darauf aufmerksam zu werden, dass das eigene Leben, die eigene Bestimmung im Leben, verfehlt werden könnte.

Dass bei Kierkegaard die einzige Möglichkeit, die Verzweiflung zu überwinden, in der Religion und dem Bezug zu Gott liegt, soll hier nur erwähnt werden. Klinisch relevant – um einen raschen Bogen zu den später zu behandelnden therapeutischen Implikationen zu schlagen – ist es, Krankheit, Melancholie, Verzweiflung auch als Krise zu verstehen, aus der es den Ausweg eines Neuanfangs, einer Korrektur der eigenen Lebensbestimmung geben kann. Gelingendes Leben resultiert aus der Verzweiflung; die Verzweiflung negiert das bisher gelebte Leben, sie wiederum muss in einem Neubeginn ihrerseits negiert und überschritten werden. Nur dann kann die Erfahrung der Zeit sich wieder dynamisieren und mit Leben füllen.

Melancholie und die Herrschaft der Zeit: Michael Theunissen

Michael Theunissen (1991), einer der bedeutendsten deutschen Philosophen der letzten Jahrzehnte, geht von einer Kritik an von Gebsattels Theorie der Zeitigungsstörung in der Melancholie aus. In Übereinstimmung mit vielen anderen Autoren (Minkowski, 1971; Straus, 1960) hatte der anthropologische Psychiater Viktor von Gebsattel die Störung des melancholisch kranken Menschen im Erleben der Zeit auf eine Abschwächung oder ein Versiegen der Lebendigkeit, des Elans, zurückgeführt, auf eine vitale Hemmung im Sinne Henri Bergsons (von Gebsattel, 1954). Von Gebsattel nimmt an, dass Gesundheit durch natürliche Unmittelbarkeit definiert ist; das Erleben des Vergehens der Zeit ist für ihn ein Anzeichen seelischer Krankheit.

Theunissen sieht die in der schweren Depression offensichtliche Hemmung anders begründet, nämlich als einen »Abbau der Kraft zum Widerstand gegen die Herrschaft der Zeit« (1991, S. 221). Theunissen geht davon aus, dass Zeit generell in ihren Dimensionen von Zukunft, Vergangenheit und Gegenwart erfahrbar wird; sie wird im Ausleben dieser Zeitdimensionen gelebt. Doch in der Melancholie zerfällt die dimensionale Zeit. Die Konsequenz ist ein Aufdringlichwerden der linearen Zeit, also der Herrschaft der Zeit. Die lineare Zeit selbst wird auf ein Schema von »früher« und »später« reduziert. Die Auslieferung an die lineare Zeit ist folgenreich und beeinflusst alle Zeitdimensionen:

- Zukunft: Die Zukunft wird als eine endlose Wiederkehr des Gleichen erlebt. Zukunft wird damit zur prospektiv erwarteten Wiederkunft herabgesetzt: Das, was bislang war, wird sich bis in alle Ewigkeit fortsetzen. Damit wird der Zukunft auch nichts Neues zugeschrieben oder zugetraut. Die propulsive, das heißt nach vorn, in die Zukunft hinein gerichtete Lebensbewegung, und die protensive, das heißt die von vorne, von der Zukunft herkommende Begründung gegenwärtigen Tuns, sind versperrt, stattdessen ist Zukunft nur als Wiederkunft, als Wiederholung gedacht.
- Vergangenheit: Die Vergangenheit greift auf die prospektiv erlebte Zukunft über: Das, was gewesen ist, wird wiederkehren, aber nichts anderes. Die Vergangenheit dringt so in die Zukunft als Handlungsspielraum ein. Zukünftiges wird mit Vergangenheit verwechselt. Es entfaltet sich eine unumschränkte Herrschaft der Vergangenheit.
- Verbindung zwischen Versperrung der Zukunft und Herrschaft der Vergangenheit: Das Erlahmen der Kraft zum Widerstand gegen die Herrschaft der Zeit hat die Versperrung der Zukunft zur primären und die Überwältigung durch das Vergangene zur Folge. Herrschaft der Vergangenheit heißt, dass das Leben universal determiniert ist, und so kommt es, dass der Depressive empfindet, in einen Schuldzusammenhang eingeschlossen zu sein. Die gesamte Vergangenheit rückt in die Perspektive der Schuld ein. Die in der Melancholie herrschende Vergangenheit ist die respektiv angeschaute. Die Respektion ist in gewissem Sinn die Vergangenheitsbeziehung schlechthin. Nur Vergangenes wird vor Augen geführt, das – weil es keinen Bezug zur Zukunft unterhält – entfremdend wirkt.

Fassen wir kurz zusammen: Was von Gebsattel und andere klinisch tätige Psychiater (etwa Erwin Straus) von der Lebenswelt und dem Zeiterleben schwer depressiver Menschen beschrieben haben, vor allem den Verlust der Zukünftigkeit und das Überhandnehmen des Vergangenen, wird aufgegriffen, aber von der Vitalstörung und damit einer biologischen Gegebenheit distanziert und in einen anderen, ungewohnten und erhellenden philosophischen Kontext gestellt. Theunissen geht davon aus, dass das Leben grundsätzlich der Herrschaft der Zeit, die unaufhaltsam vergeht, ausgeliefert ist. Dieser Linearität der Zeit stellt sich aber die erlebte Zeit entgegen, in der der Zukunftsbezug herrscht, in der Vergangenheit mit dem nach vorn schauenden und von der Zukunft herkommenden Lebensentwurf zu tun hat. In der Melancholie geht gerade diese sogenannte dimensionale Zeit, also die Zeitentfaltung in ihrem Wechselspiel von Vergangenheit, Gegenwart und Zukunft, verloren. Zukunft wird zum Repetieren des Vergehens der Zeit und zur bloßen Wiederkehr des Vergangenen. Das Vergangene hat keinen Bezug zum Zukunftsentwurf mehr, es ist abgeschnitten von ihm, und so wird es zu einer nicht abzubauenden Last, die sich gar nicht mehr bearbeiten lässt.

Diese Erfahrung ernst zu nehmen ist auch deshalb so wichtig, weil das gleichsam nackte Erleben der Herrschaft der Zeit, dem nichts entgegengesetzt werden kann, der Verlust der Zukünftigkeit im eigenen Erleben, schlecht ertragen werden können. Das gewandelte Zeiterleben in der schweren Depression ist ein wesentlicher Faktor für Suizidalität, weil der Zeitstillstand notwendig zu dem Gefühl, ja zur subjektiven Gewissheit führt, dass es keine Alternative zu dieser Zeitlichkeit, dass es kein Entrinnen vor der Herrschaft der Zeit gibt, es sei denn, die Zeit selbst wird – im Suizid – angehalten.

Zeit und Objektbeziehung: Eine psychoanalytische Perspektive auf die Zeit

Das Zeiterleben ist vom Vollzug des Lebens in der Zeit abhängig. Wenn wir eine Tätigkeit leidenschaftlich und mit ungeteilter Aufmerksamkeit verfolgen, dann vergeht die Zeit wie im Flug. Insbesondere für unser Beziehungserleben gilt dies: Die »Gegenwartsmomente«, also Momente einer erfüllten und ausgefüllten Beziehungserfahrung, erlauben es, in dem Sinne aus der Zeit zu fallen, dass die Zeit der gelingenden gemeinsamen Erfahrung, zum Beispiel im intimen Zusammensein, sich dehnt, genauer: unbedeutend wird. Aus psychoanalytischer Sicht hat also das Zeiterleben einen Bezug zur Beziehungserfahrung. »Je intensiver, bedeutsamer und befriedigender unsere Beziehungen und Aktivitäten, desto schneller scheint die Zeit zu verfliegen« (Kernberg, 2012, S. 98).

Entwicklungspsychologisch betrachtet entstehen Zeiterleben und Beziehungen im Einklang miteinander. Zunächst strukturiert sich das Zeiterleben am Wechsel körperlicher Rhythmen: Das Gefühl des Hungers und der Sättigung kann als Beispiel dienen. In der Sättigung geht das Erleben der Zeit in den Hintergrund, während im Zustand des Hungererlebens die Zeit drängt, der Körper auf erneute Befriedigung aus ist.

Ursula Häfliger (zit.n. Auchter, 1999) unterscheidet zwei Dimensionen von Zeitlosigkeit: Die eine ist die traumatische Erfahrung, die die Zeit anhält, die andere ist die Zeit der Befriedigung, in der die Wünsche – zumindest für einen Moment – nicht mehr drängen. Die fortschreitende Selbst- und Objektkonstituierung begründen ein Gefühl für Gegenwart und Zukunft. Mit ca. drei Jahren dürfte »ein Bewusstsein für alle drei Zeitperspektiven [...] erreicht sein, eine der zentralen Voraussetzungen für das Verständnis der Inzest-Schranken«. Während in der Kindheit die eigene innere Veränderung im Vordergrund steht, erlebt der Erwachsene eher die Veränderungen der äußeren Welt. Die vorherrschende Zeitorientierung für den Säugling ist die Gegenwart, für das Kind und den Jugendlichen die Zukunft. Für den älter werdenden Erwachsenen verschiebt sich die Zeitperspektive von der Zukunft zur Vergangenheit, »Vergangenheit und Gegenwart rücken mehr ins Zentrum und verschmelzen stärker«. Im Alter rückt die »Tatsache, dass ich einmal aufhören werde, meine Zeit zu machen, während andere erst beginnen, ihre Zeit zu machen«, in den Vordergrund, die Akzeptanz des nahen Endes der eigenen Zeit.

Das Zeiterleben in der Depression

Die schwere Depression geht mit einer tiefgreifenden Beeinträchtigung des Zeiterlebens einher (vgl. auch Weiss & Horn, 2011).

Der Depressive fühlt die Herrschaft der linearen Zeit; er nimmt das Vergehen der Zeit als solches wahr, also die Unerbittlichkeit eines Weiterrückens der Zeit, gegen die normalerweise die Lebendigkeit der Lebensvollzüge und der emotionalen Erfahrungen in Beziehungen schützen. Wenn diese empfundene Unerbittlichkeit des Zeiterlebens sich mit dem Leeregefühl in der Depression paart, so wird die ohne Fülle verrinnende Zeit zu einer unerträglichen Last, zumal dieser Zustand als anhaltend erlebt werden kann, als Weg in eine Zukunft, die nichts Neues mehr bietet. Diese Erfahrung der monoton werdenden linearen Zeit kann Suizidgedanken stimulieren.

Das Ineinanderspielen der Zeitdimensionen engt sich in der Depression ein. Die Erfahrung der Vergangenheit und des Vergangenen gewinnt eine Übermacht über das Erleben von Gegenwart und Zukunft. Zukunft wird als endlose Wiederkehr des Gleichen, als Wiederkehr des Vergangenen erlebt. Damit ist Zukunft nicht mit Hoffnung oder dem Gefühl der eigengesetzten Gestaltungsräume verknüpft. Am Vergangenen wird das, was sich nicht realisieren ließ, was zu kurz gekommen ist, was falsch gelaufen ist, einseitig festgehalten, sodass das Gewicht der Vergangenheit durch die Schwere der Schuld und des Versagens erhöht wird. Die Vergangenheit ist und bleibt unabgegolten, aber ohne Erwartung und Hoffnung auf eine Zukunft, die die Geltungsansprüche einlösen kann. So entsteht die »Werdenshemmung« (Jaspers, 1913, S. 453): Das Gefühl, Akteur des eigenen Lebens zu sein, aus dem eigenen Potenzial, das in der Vergangenheit gebildet worden ist, Zukunft zu gestalten, nimmt ab oder erlischt. Die Lebendigkeit, in Beziehungen zu anderen etwas gestalten zu können, versiegt, also auch das Vertrauen in andere (Luhmann, 2000).

Psychodynamische Konzepte der Depression

Die Entwicklung psychoanalytischer Konzepte

Objektverlust und Selbstverlust: Sigmund Freud

Der Text »Trauer und Melancholie«, 1917 veröffentlicht, stellt einen Knotenpunkt im Werke Freuds dar. Er ist ein Text des Übergangs, ein Wendepunkt im Denken Freuds mit enormen Folgen für die Theorieentwicklung und die Praxis. Denn Freud weitet seine triebpsychologische Sicht aus und berücksichtigt den Einfluss der Beziehungserfahrungen, er untersucht die Spuren des Anderen in der eigenen Person und die Rolle der Ichfunktionen und der Persönlichkeit. Dieser auch nach 100 Jahren eminent wichtige Text verdient eine ausführlichere Würdigung.

Auslösend für die Melancholie ist ein realer oder auch subjektiv so erlebter Objektverlust, das heißt, ein Objekt ist als Liebesobjekt verloren gegangen. Die Libido wird vom Objekt zurückgezogen, die Objektbesetzung aufgehoben. Sie wird nun nicht auf ein anderes Objekt gerichtet, sondern »ins Ich zurückgezogen« (1917e, S. 435). (Wir würden heute sagen: ins Selbst; aber ich finde es keinen Nachteil, die geläufige Unterscheidung von Ich und Selbst bei der Lektüre der Freud-Texte wieder einmal zu suspendieren.) Freud macht eine zunächst nicht einfach zu verstehende Unterscheidung: Er spricht von der starken Fixierung an das Liebesobjekt, die aber von einer geringen Resistenz der Objektbesetzung (gegen Erschütterungen) begleitet ist: Die Objekt-Besetzung wird aufgehoben, also die Besetzung eines äußeren Objekts; aber die Libido wird nicht auf andere Objekte verschoben, sondern »ins Ich zurückgezogen«, um dort eine Identifizierung mit dem verlorenen Objekt herzustellen. Das heißt, das äußere Objekt wird zu einem inneren Objekt, so wird Melanie Klein bald formulieren, es wird verinnerlicht, bleibt aber auch nicht ein Objekt der eigenen Fantasie, sondern wird zu einem Teil des Selbst. Aus der Objektbeziehung wird eine Selbstbeziehung – und in der Selbstbeziehung wird die Objektbeziehung erhalten, aufgehoben im doppelten Sinne.

Wenn das Selbst mit dem aufgegebenen Objekt identifiziert wird, verwandelt sich der Konflikt zwischen dem Ich und der ambivalent besetzten, aber verlorenen Person in einen »Zwiespalt zwischen Ichkritik und dem durch Identifizierung veränderten Ich« (ebd.). Zwei Momente sind besonders beachtenswert:

1. Was zuvor der Hass auf den Anderen war, wird nun Selbsthass, da ja das in der Fantasie angegriffene Objekt Teil des eigenen Selbst geworden ist.
2. Das Selbstverhältnis ist deshalb der Ausdruck von verinnerlichten Beziehungserfahrungen. Freud geht hier neue theoretische Wege, er bleibt nicht bei der Ein-Personen-Psychologie stehen, sondern entwirft ein erstes Modell der intersubjektiven Konstitution des Selbst. Heute ist uns dieses Denken in interpersonalen Beziehungen und ihren Verinnerlichungen viel vertrauter. Vor 100 Jahren war dieser Perspektivenwechsel geradezu ein Paradigmenwechsel, der allerdings erst mit der Zeit vollumfänglich erkannt wurde.

Freud betont, dass Identifizierungen nicht einmalige Ereignisse, sondern dynamische Vorgänge sind, ein innerer Kampf, der von der melancholischen Arbeit geleistet wird. Merkwürdig übrigens, dass dieser Begriff nicht ähnlich populär wurde wie der Begriff der Trauerarbeit! Die Melancholiearbeit ist jene psychische Arbeit, die die Objektbesetzung aufhebt und in narzisstische Libido umwandelt. Sie wird benötigt, weil destruktive und liebevolle Einstellungen zum Objekt miteinander in Widerstreit liegen: Die destruktiven wollen das Objekt bekämpfen, die libidinösen umgekehrt die Beziehung zum Objekt wahren. Die Melancholiearbeit muss zu einer Lösung beitragen; sie hat ihre Funktion erfüllt, wenn die Objektbeziehung einerseits aufgehoben wird, andererseits die Objektliebe durch ihre Flucht ins Ich bewahrt werden kann. Aus dem Ambivalenzkonflikt zur wichtigen Bezugsperson wird nun ein intrapsychischer Konflikt, ein Kampf mit sich selbst.

Ich resümiere die wichtigsten Elemente dieses Prozesses: Eine Objektbeziehung wird auf dem Weg der Identifizierung gegen eine Selbstbeziehung ausgetauscht, und zwar deshalb, weil die Objektbeziehung zwar negativ ist, aber nicht aufgegeben werden kann. Warum aber ist genau dies nicht möglich, warum muss eine so ambivalente Einstellung dem Objekt gegenüber beibehalten werden? Warum ist es nicht möglich, sich von einem ungeliebten oder sehr uneindeutig geliebten Objekt zu lösen?

Bei Freud heißt das etwas lakonisch: Die Objektwahl erfolgte – vor dem Beginn der melancholischen Depression – auf narzisstischer Grundlage. Wer wissen will, was das heißt, muss im Werke Freuds chronologisch ein paar Jahre zurückgehen. Freud hatte in der »Einführung des Narzißmus« (1914c) genau beschrieben, was eine narzisstische Objektwahl bedeutet: Man liebt, was man selbst ist, was man selbst war, was man selbst sein möchte. Wer den Anderen narzisstisch liebt, dem geht es letztendlich um sich selbst; in der Spiegelung durch das Objekt wird das Selbst stabilisiert. Wenn man diese Charakterisierung ernst nimmt, und das haben spätere Narzissmustheoretiker ja ausgeführt, versteht man die Unfähigkeit zur Trennung: Besetzungsentzug ist dann gleichbedeutend mit Selbstentzug, Objektverlust ist dann Selbstverlust. Aus diesem Grund ist es lebensnotwendig, die Objektbeziehung zu bewahren, und der geniale Gedanke von »Trauer und Melancholie« ist es, dass die Objektbeziehung in der Selbstbeziehung aufgehoben wird, dass im Verhältnis zu sich selbst der schwer depressive Mensch, wenn er sich in seinem inneren Dialog verurteilt, wenn er sich als schlecht und unfähig und schuldig herabsetzt, die Beziehung zum Anderen aufbewahrt oder – vielleicht besser gesagt – reinszeniert.

Regression der Libido: Karl Abraham

Karl Abraham (1924) nun knüpft an Freuds Arbeit über die Melancholie an. Er geht von Freuds Grundprämisse aus, dass die Introjektion des verlorenen Liebesobjekts entscheidend ist, aber greift auch Freuds Vorstellung einer Regression der Libido auf die orale Stufe auf. Seine kreative Idee ist es, beides miteinander zu verbinden: Introjektion ist (oral-kannibalistische) Einverleibung.

Abraham sieht folgende Faktoren, die eine manisch-depressive Erkrankung bedingen:

- Der konstitutionelle Faktor besteht nicht schlicht in einer familiären Belastung allgemein, sondern in der konstitutionellen Verstärkung der Munderotik. Sie begünstigt die
- Fixierung der Libido auf der oralen Stufe. Sauglust herrscht vor, Kiefertätigkeit ist extrem lustbetont.
- Schwere Verletzungen des kindlichen Narzissmus durch Liebesenttäuschungen kommen hinzu: Das Kind – sich zunächst als Liebling der Mutter fühlend – erlebt eine Enttäuschung, die es in seinen Grundfesten erschüttert, und zwar gerade dann, wenn es keine weibliche Ersatzperson gegeben hat. Die Hinwendung zum Vater wird als Ersatz gesucht. Wenn auch sie scheitert, breitet sich das Gefühl vollständigen Verlassenseins aus.
- In der weiteren lebensgeschichtlichen Entwicklung kommt es zur ersten großen Liebesenttäuschung vor der gelungenen Bewältigung ödipaler Wünsche. Dadurch können die Enttäuschungen nicht adäquat verarbeitet werden; das Ich greift auf oral-kannibalistische Verarbeitungsformen zurück. Die Liebesobjekte, die enttäuscht haben, und das waren sowohl der Vater als auch die Mutter, werden introjiziert.
- Auslösend für die Erkrankung ist dann die Wiederholung der primären Enttäuschung im späteren Leben.

Woher, so fragt sich Abraham, stammen die heftige Selbstkritik und die massiven Selbstanklagen des depressiven Menschen? Er lokalisiert ihren Ursprung an zwei Orten:

- Die krankhaft heftige Selbstkritik ist Folge der Introjektion des Objekts, das gewissermaßen innerlich weiter wütet.
- Der Inhalt der Selbstvorwürfe kann aber auch als eine schonungslose Kritik am introjizierten Objekt gelesen werden.

Wie lässt sich der Prozess der Introjektion beschreiben? Am Anfang steht auch bei Abraham die Enttäuschung am Liebesobjekt. Ihr folgen Ausstoßungswünsche und Vernichtungsimpulse, die einen anal-sadistischen Charakter haben. Das ausgestoßene Objekt aber wird wieder introjiziert, also oral-kannibalistisch angeeignet. So kommt es zu einer narzisstischen Identifizierung ganz im Sinne Freuds: Aus Rachsucht wird Selbstquälerei, und sie währt so lange, bis die Gefahr der Vernichtung für das Liebesobjekt vorüber ist. Dann erst wird das Objekt wieder externalisiert. Dieser Vorgang spielt sich wie ein Entleerungsvorgang ab – ein Ausstoßungsvorgang schließt die archaische Trauer der Melancholie ab.

Diese Darstellung wird nur dann verständlich, wenn sich der Leser den Stellenwert der Depression im Gesamtkonzept der Abraham'schen Libidotheorie vor Augen führt. Abraham systematisiert die Phasen der Libidotheorie und versucht sich an einer Systematik seelischer Krankheiten auf der Grundlage der Libidoentwicklung. Dementsprechend betrachtet er die Introjektion als Ausdruck einer bestimmten Organisationsstufe der Libidoentwicklung, sie entspringt der späteren oral-kannibalistischen Stufe, die mit Narzissmus und Totaleinverleibung des Objekts einhergeht, aber bereits dem Stadium ambivalenter Objektbeziehungen angehört, anders als die erste orale Stufe, die autoerotisch und daher objektlos, vor-ambivalent ist. Die Zwangskrankheit hingegen erhält sich das Objekt, das nicht mehr ganz einverleibt wird, besser, bewahrt sich also die Objektbeziehung.

Abraham sieht, wie schon Freud, dass depressive Personen oft zwanghafte Charakterzüge aufweisen. Sie stabilisieren sich in den nicht-depressiven Zeiten über diese anale Form der Objektbeziehung, in der es eher um die Beherrschung und das Festhalten des Objekts (oder um das Gegenteil, das Ausstoßen und Eliminieren des Objekts, das gleichwohl vorhanden bleibt) geht. Wenn aber die erneute Enttäuschung am Objekt so groß wird, dass diese Stabilisierung nicht mehr ausreicht, wird über eine Regression auf die oral-kannibalistische Stufe das Objekt introjektiv zum Verschwinden gebracht. Abraham betont durchaus – das ist ein weiterer Verdienst – die aggressive Seite der Beziehungsambivalenz bzw. das Schicksal der aggressiven Strebungen, etwa wenn er ausführt, dass die Selbstkritik auch aus der Kritik am Objekt ableitbar ist.

Die Sprache der Libidotheorie ist uns heute fremd geworden. Im Gewande der Libidotheorie werden allerdings auch bei Abraham, wie vorher schon bei Freud, wesentliche Beziehungsaspekte und entscheidende ursächliche Faktoren beschrieben, die mit den Beziehungsaspekten zu tun haben:

- der Beziehungsverlust, in welcher Form auch immer
- ein innerlicher Rückzug aus der Beziehung, der bis zu einem Rückzug aus der Welt überhaupt reichen kann
- Selbstkritik und Selbstangriffe, die Rückschlüsse auf die scheinbar aufgegebenen, im Erleben des Subjekts aber weiter tobenden Vorwürfe gegen das Objekt, das verloren wurde, erlauben

Immerhin hat die Libidotheorie einen Vorteil gegenüber späteren, stärker auf die Objektbeziehungen und das Erleben eingehenden Konzepte: Der Affekt, der bei den Vorgängen eine entscheidende Rolle spielt, wird immer deutlich benannt. Zugleich wird in der Libidotheorie von einer prinzipiellen Vergleichbarkeit, von prinzipiell gleichartigen psychischen Mechanismen bei verschiedenen Krankheiten und bei Gesunden ausgegangen. Der Unterschied liegt in der Regressionstiefe, zurück zu den frühen oralen Stufen, die aber jeder zumindest aus der Kindheitsentwicklung kennt. Somit ist der psychotisch oder der melancholisch reagierende Patient nicht prinzipiell »anders«, sondern ist auch – Abraham macht dies vor – psychoanalytisch zu behandeln.

Nun ist aus heutiger Sicht, mit dem Abstand eines Jahrhunderts wiedergelesen, interessant, dass Abraham durchaus einen Erbfaktor sieht, aber er denkt differenzierter, als die Depression oder die manisch-depressive Erkrankung bloß als eine vererbbare Krankheit anzusehen; vielmehr überlegt er, welche (mit-)prädisponierenden Faktoren eine Rolle spielen könnten. Erbfaktoren sind für ihn in der Persönlichkeit verankerte, eine bestimmte Erkrankung begünstigende bzw. die Symptomwahl beeinflussende Prädispositionen – nicht mehr, aber auch nicht weniger.

Das narzisstische Gleichgewicht und die Objektbeziehung: Edith Jacobson

Edith Jacobson ist eine für die Geschichte der Psychoanalyse außerordentlich wichtige Psychoanalytikerin. Sie hat trotz Inhaftierung zwischen 1935 und 1938 (wegen Hochverrats, weil sie Patientendokumente nicht herausgeben wollte!) den Terror des Nationalsozialismus überstanden; ihre Gefängnistagebücher

(Jacobson, 2015) sind ein beeindruckendes Dokument einer starken und politisch engagierten Persönlichkeit. Als Theoretikerin und Klinikerin wurde sie wegweisend für die Entwicklung der Selbst- und Objektpsychologie. Allerdings denkt sie in komplexen Bahnen, weswegen sie offensichtlich mehr zitiert als inhaltlich wirklich rezipiert worden ist.

Jacobson betont bereits durch die Wahl des Untertitels ihres Buches über die Depression (1977), dass sie den Erfolg der Psychoanalyse bei der Behandlung psychotischer Störungen begrüßt, dass sie sich aber strikt gegen die unterschiedslose Betrachtung »normaler, neurotischer und psychotisch-depressiver Zustände« wendet. Gerade Abraham habe, so betont sie im Buch, diese Grenzlinie missachtet. Sie unterscheidet folgerichtig die Formen der Depression scharf, unter anderem die reaktive von der neurotischen und psychotischen Depression. Sie kritisiert bei den frühen psychoanalytischen Autoren auch die oberflächliche Behandlung ererbter und konstitutioneller Faktoren. Was sie will, ist eine »gut fundierte, gemeinschaftliche psychologisch-psychoanalytische und somatisch-neurophysiologische Forschung auf dem Gebiet der Psychosen« (ebd., S. 218) – darin ist sie nun sehr modern.

Wichtig ist Jacobson die nicht nur nach den Erlebnisinhalten, sondern auch nach der Qualität des Affekts unterschiedliche Ausprägung einer Depression in Neurose und Psychose. Sie unterscheidet weiterhin bei den psychotischen Depressionen den eigentlich psychotisch-depressiven Prozess von sekundären Versuchen der Abwehr und Restitution. Sie spricht dementsprechend von einfachen und endogenen Depressionen dann, wenn die Ichstörung überwiegt, in der sich der psychotische Mechanismus ausdrücke, der an dieser Stelle wohl als ein biologischer und genetisch verankerter gedacht werden muss. Die Symptome (Versündigungswahn, Selbstanklage, Suizidimpulse) werden als Ergebnis von Restitutionsversuchen aufgefasst.

Jacobson nutzt die psychoanalytische Ich-Psychologie zum Verständnis der Depression und verbindet sie mit einer Objektbeziehungspsychologie, die erst durch sie angemessen theoretisch fundiert wurde. Für Jacobson steht das narzisstische Gleichgewicht im Vordergrund; Depression und Manie weisen auf ein gestörtes narzisstisches Gleichgewicht hin. Aber ihr ist es wichtig, Ich-Psychologie und Triebtheorie nicht zu weit voneinander zu distanzieren. Sie beschreibt daher als Grundkonflikt aller depressiver Zustände folgende Abfolge: Enttäuschungen am Objekt werden von depressiv reagierenden Menschen besonders schlecht ertragen. Die erlebte Frustration erzeugt Wut und führt zur Anstrengung, eine befriedigende Beziehung doch noch zu erreichen, also die Enttäuschung am Objekt wieder rückgängig zu machen und das Objekt gleichsam »umzustimmen«. Ist das Ich aus äußeren oder inneren (biologischen) Gründen unfähig, dieses Ziel zu erreichen, dann wendet sich die Aggression, die aus der Frustration resultiert, gegen das Selbst. Das Ich wirft sich gleichsam vor, dass es nicht in der Lage war, auf das Objekt genügend einzuwirken. Die Rückwendung gegen das eigene Selbst hat den Verlust des Selbstwertgefühls zur Folge, und so entsteht der narzisstische Konflikt der Depression, der sich als ein Konflikt zwischen dem wunschbestimmten Selbstbild und dem Bild des entwerteten und darum scheiternden Selbst darstellt. Welche Qualität der depressiven Stimmung entsteht, hängt davon ab, wie stark die Feindseligkeit ausgeprägt ist, wie schwer und lang Frustration und Enttäuschung wirksam sind. Das bedeutet, dass dieses Grundschema nun für die einzelnen Depressionsformen modifiziert und angepasst werden muss.

Die komplexe Theorie Jacobsons lässt sich nur verstehen, wenn ihr Konzept, dass formative Rückkoppelungen zwischen Triebentwicklung und der Entwicklung der Repräsentanzen bestehen, beachtet wird. Sind die Objekterfahrungen durch Verlust geprägt, lösen sie Kränkungen aus und damit Aggression, die die Objekterfahrungen gefährden könnten. Dann setzen rettende Abwehrmechanismen ein, die die Objektbeziehungen, die sogar idealisiert werden, gegen diese narzisstische Wut bewahren. Eine Möglichkeit, die Entwertung des Selbst, wurde schon dargestellt; eine andere ist die Erhöhung des Objekts. Durch die Idealisierung wird das Objekt nicht mehr realistisch, auch in seinen frustrierenden und abweisenden Merkmalen, wahrgenommen, sondern idealisierend verzerrt. Dieses verzerrte Objekt aber, das ja in den Phasen der allmählichen Selbst- und Objektdifferenzierung durch Verinnerlichung der Selbstentwicklung dienen sollte, nützt nun für die Stabilität des Ichs nichts, wenn es introjiziert wird. Vielmehr wird nun ein Teufelskreis eingeleitet: Das Selbst spaltet sich in ein überhöhtes Ichideal, dem Produkt der Identifizierung mit dem idealisierten Objekt, und ein entwertetes Selbst. Der Kampf zwischen Selbst und Objekt geht im Inneren des Selbst weiter und schaukelt sich ständig auf.

Jacobsons klinische Darstellungen erlauben weitere Differenzierungen. Sie beschreibt eindringlich, wie sich früher Objektverlust auf neurotische Depressionen auswirkt. Sie schildert dabei, dass Kinder, die die Eltern verloren haben, den Verlust des Liebesobjekts erleben, aber zugleich auch eine schwere narzisstische Kränkung erlitten haben. Das liegt daran, dass die Eltern in den ersten Lebensjahren den Kindern narzisstische Zufuhren geben müssen, die Kinder können an der Größe der Eltern partizipieren. Wenn die Eltern fehlen, wird diese narzisstische Besetzung ausbleiben und sich in Wut wandeln. Diese wird auf die Ersatzeltern oder andere reale Bezugspersonen gelenkt, während die verlorenen Eltern idealisierend besetzt werden. So kommt es, dass sie sich Tagträumen und wunscherfüllenden Fantasien eines Familienromans, also einer höheren Abstammung, hingeben oder das Gefühl bewahren, die Eltern seien gar nicht tot und kehrten wieder. Auf diese Weise gelingt es Jacobson, Selbstwertverlust und Objektverlust klinisch überzeugend zu verbinden.

Für Depressionen sind also frühkindliche Erlebnisse des Verlassenwerdens und der Desillusionierung ausschlaggebend. Hinzu kommt aber ein weiterer Bedingungsfaktor, nämlich eine ungewöhnlich feindselige Reaktion auf diese Erfahrungen. Objektbeziehungen wie Narzissmus entwickeln sich nicht harmonisch, sondern gestört, wenn die Desillusionierung in einer Phase eintritt, wo Selbst- und Objektgrenzen noch nicht gefestigt sind und die Liebesvorstellungen noch präödipal-narzisstisch gestaltet sind. Auf diese Weise herrschen im weiteren Leben und Erleben übermäßige Erwartungen an andere vor, die sich auf die Objekte und auch auf das Selbst richten. Das Ichideal wird überhöht, zugleich werden die Liebesobjekte idealisiert. Die Störung der Überichfunktionen hat mit restitutiven Bemühungen zu tun, die die narzisstischen Kränkungen kompensieren sollen, indem an die Stelle der entwerteten Liebesobjekte eine Introjektion der verherrlichten Imagines ins Überich tritt. Es gibt also zwei Objektbilder: die entwerteten Eltern und die idealisierten. Erstere werden ins Selbstbild übernommen, letztere ins Überich.

Bei psychotisch erkrankten Menschen nun spielen regressive Tendenzen als Lösungsversuche eine ungleich größere Rolle; dabei regredieren nicht nur die Triebe, sondern die gesamte Persönlichkeitsorganisation. Entscheidend als Vorbedingung ist eine ungenügende Triebneutralisierung. Die übermäßige und nicht balancierte Aggressivität steht der Entwicklung der libidinösen Besetzung von Selbst- und Objektrepräsentanzen im Weg und erlaubt es nicht, stabile Objektbeziehungen und feste Ich-/Überich-Identifizierungen aufrechtzuerhalten. Das bedeutet, dass das Überich instabil ist und personifiziert bleibt. Es neigt dazu, regressiv zu fragmentieren, das heißt: Es zerfällt in primitive frühe Imagines, die miteinander neu fusionieren. Wenn der in dieser Weise präpsychotisch belastete Mensch akut psychotisch reagiert, dann spielt die Triebentmischung und -entneutralisierung eine entscheidende Rolle. Die libidinösen Kräfte schließlich lassen nach, die Aggression steigt an. Das Selbst wird durchsetzt von den entmischten Trieben.

Weil die Strukturen des Selbst und der Objekte präpsychotisch so schwach sind, kann die Wiederbelebung der Konflikte, die mit den Verlusterfahrungen zusammenhängen, nicht reifer abgewehrt werden. Ersatzlösungen sind erstens Besetzungsverlagerungen von Objekt- auf Selbstrepräsentanzen, zweitens eine Fusion von Objekt- und Selbstimagines, aus denen drittens narzisstische Identifikationen entstehen. Selbst und Welt werden nicht mehr voneinander getrennt, die Welt bricht zusammen, das Selbst ist gestorben etc.

Halten wir abschließend den wichtigen Beitrag Jacobsons in einigen Stichworten fest:

- Das Ineinanderspielen von Triebschicksalen, Objekt- und Selbstbildentwicklungen und narzisstischer Imbalance wird nirgendwo schöner beschrieben.
- Erstaunlich modern ist der Brückenschlag, den die Autorin zur (biologischen Seite der) Psychiatrie macht.
- Berücksichtigt ist das Verlusterleben als entscheidender Motor, wobei die narzisstische Wut – bedingt dadurch, dass der Verlust inmitten einer Phase magisch überhöhter Erwartungen und magischer Partizipation an der Macht des Objekts eintritt – eine bedeutsame intervenierende Variable ist.

- Indem die Selbst- und Objektrepräsentanzen in ihrer Entwicklung beschrieben werden und herausgearbeitet wird, an welchen Stellen sie beeinträchtigt und vereinseitigt werden, wird ein Beitrag zur Pathologie der Persönlichkeitsstruktur der Depressiven versucht. So gelingt es klinisch, die sogenannte prämorbide Persönlichkeitsstruktur in ihrem Verhältnis zur akuten Dekompensation zu verstehen.
- Der Unterschied zwischen depressiven und schizophrenpsychotischen Störungen wird in einer anderen inneren Bearbeitung von Selbst- und Objektrepräsentanzen gesehen. In der Schizophrenie verschmelzen Objekt- und Selbstrepräsentanzen und bilden neue Formationen, nachdem die Bilder von sich und anderen zerbrochen sind. In der Depression verzerren sich die Imagines, das Ichideal wird strafend, das Ich übernimmt die Imago des sadistischen überhöht idealisierten Objekts, aber die Repräsentationen fusionieren nicht als Ganzes – allerdings wird in der psychotischen Depression der Übergang deutlich, weil Welt und Selbsterleben schließlich nicht mehr getrennt werden können.

Narzisstisches Gleichgewicht und die Funktion des Symptoms: Stavros Mentzos

Stavros Mentzos (1995, 2009) wählt die von Jacobson nahegelegte wichtige Frage, ob nun das Selbstwertproblem oder der Objektverlust entscheidend und primäre Ursache für die Entstehung einer Depression sei, zum Ausgangspunkt. Er will sie weder mit einem Ja noch mit einem Nein beantworten. Deshalb entwickelt er ein Drei-Säulen-Modell, das beiden Aspekten gerecht wird und diese zugleich ergänzt. Die drei Säulen tragen zusammen das Selbstwertgefühl oder die narzisstische Homöostase. Die erste Säule wird gebildet von den Größenvorstellungen, dem Größen-Selbst, das sich zu Größen-Fantasien umbildet und schließlich zu einem Ideal-Selbst wird, das bei Mentzos positiv konnotiert wird als »die realistisch korrigierte, positive Vorstellung von sich selbst, die uns auch trotz Fehlern, Misserfolgen, negativer Kritik etc. ein gewisses Maß an unerschütterlichem Selbstvertrauen und einen Puffer […] garantiert« (1995, S. 42). Die zweite Säule symbolisiert die Vorstellung vom Objekt, die symbiotisch beginnt, das Objekt dann nach und nach zum Vor- oder Leitbild und schließlich zu einem reifen Ideal-Objekt wird. Die dritte Säule umschließt die Überich-Entwicklung, beginnend mit einem archaischen Überich und endend mit dem reifen Gewissen.

Störungen können nun entstehen, indem die Funktionalität einer, zweier oder aller Säulen erschüttert wird. Auf der Ebene der ersten Säule kann eine Erschütterung daraus resultieren, dass das reale Objekt die narzisstische Zufuhr, die unabdingbar für die positive Entwicklung eines gesunden Selbstbewusstseins ist, verweigert. Bei der zweiten Säule kann das Objekt durch Trennung oder Verlust, aber auch durch die Verweigerung der von Mentzos so genannten »Wir-Bildung« versagen. Für die dritte Säule gilt, dass Kritik und Strafe, die in den Beziehungen erlebt werden, zu Verunsicherungen führen und als strenge, allzu strenge innere Maßstäbe umgeformt werden.

Immer sind offenbar das Objekt und die Beziehung zu ihm an der Auslösung einer psychischen Krise, die zur Depression führen kann, beteiligt. Nun kann nicht immer ein realer Objektverlust für das Auslösen einer Depression verantwortlich gemacht werden, vielmehr ist die Beziehung zum »internalisierten Objekt« (ebd., S. 44) ausschlaggebend. Das Säulenmodell erlaubt es nun zum einen, die verschiedenen Säulen gleichsam als psychische Orte, an denen belastende Erfahrungen angreifen, zum anderen aber auch als Mittel und Wege, einen Ausgleich zu suchen, zu verstehen. Zunächst also ermöglicht es ein differenziertes Modell, das verschiedene Belastungsfaktoren berücksichtigt, die Vielfalt des depressiven Erlebens und somit der psychopathologisch beschreibbaren Formen der Depression zu erklären. Diese lassen sich als zu differenzierende Reaktionsmuster auf die unterschiedlichen Anforderungen verstehen, die durch die drei Säulen beschrieben werden. Die sogenannte »Schulddepression« ließe sich dann dadurch erklären, dass ein besonders strenges Überich dort mobilisiert wird, wenn in den anderen Bereichen (Säule 1 und 2) Enttäuschungen erfahren wurden. Eine »leere Depression« entspricht dann der Erschöpfung der Ressourcen aller drei Säulen. In der Abhängigkeitsdepression wird die Säule 2 regressiv mobilisiert. Die Manie schließlich resultiert aus einer Mobilisierung der Basis der ersten Säule. Andererseits aber lässt sich mithilfe des Modells beschreiben, wie eine Beeinträchtigung eines Säulenbereichs zu einer kompensatorischen Stärkung des anderen führt.

Wichtig und zu beachten ist das von Mentzos in der Entwicklung seines Werks immer stärker ausgearbeitete Funktionalitätskonzept. Er betont die Funktionalität psychischer Störungen: Er begreift psychische Vorgänge nicht als determinierte Prozesse, sondern er versteht sie finalistisch. Symptome werden also auf ein bestimmtes Ziel hin untersucht. Damit ist die Suche nach Gründen verbunden, die an die Stelle der Ursachen treten. Psychische Störungen, das betont Mentzos, sind nicht Ausdruck eines Defizits, sondern sie sind funktional und dynamisch zu verstehen. Vielleicht sollte dieser Aspekt selbstverständlich sein, er ist es mitnichten. Die Funktionalität ernst zu nehmen, zeichnet seinen Ansatz aus.

Der Zugang, der Konflikte nach Maßgabe der Modi ihrer Verarbeitungen untersucht, erlaubt es Mentzos, zwischen unterschiedlichen psychischen Krankheiten Ähnlichkeiten aufzuzeigen. Krankheiten sind oft komplementäre oder alternative Reaktionen auf vergleichbare Grundprobleme. Das alles gilt auch für die Depression; sie wird nicht als die eigentliche Störung, sondern als Reaktion, als »aktiv-defensiver Mechanismus« (S. 46), verstanden werden. Der Mechanismus wird als Hilfe und Stützmaßnahme eingesetzt, in der Reaktionsform liegt allerdings auch ein Problem, das von Mentzos als Teufelskreis charakterisiert wird. Der in der depressiven Verfassung eingeleitete Rückzug – das ist das naheliegendste Beispiel – soll entlasten; aber er kann zu einem Teufelskreis führen, weil er verhindert, dass die notwendige Bestätigung oder narzisstische Zufuhr in allen drei Säulenbereichen immer mehr eingeschränkt wird. Ein weiterer Teufelskreis wird durch die Reaktion auf den Objektverlust, die in eine massive Introjektion des Objekts mündet, bewirkt. Die defensive Funktion lässt sich so auf einen kurzen Nenner bringen: Wenn das Objekt verinnerlicht wird, dann muss der Verlust nicht mehr gespürt werden. Aber dieser Mechanismus führt dazu, dass die Eigenschaften des versagenden Objekts bzw. die ambivalente Beziehung zu ihm verinnerlicht werden. Der Kampf mit dem Objekt wird zu einem Selbstangriff. Ein dritter Circulus vitiosus kann sich im Gebiet der dritten Säule durch eine Unterwerfung unter das Objekt bzw. das

Überich entwickeln. Das Objekt wird geschützt, die Aggression nicht nach außen und gegen das Objekt geäußert, sondern gegen sich selbst gekehrt.

Mentzos betont, dass die Aggressionshemmung, die ubiquitär bei Depressiven beschrieben wird, auch tatsächlich wichtig ist. Allerdings ist sie nicht ein primärer ätiologischer Faktor, sondern sie ist reaktiv zu verstehen, also Teil der versuchten Konfliktlösung. Die eigenen Interessen werden zugunsten eines (Schein-)Friedens mit dem Objekt zurückgestellt. Dieser Lösungsversuch macht aber unglücklich und depressiv. Aggressionsförderung in der Behandlung der Depression ist daher nicht angebracht; nur eine gerichtete Aktivität, die den eigenen Interessen das Gehör verschafft, das zuvor so vermisst wurde, sollte unterstützt werden. Ein bloßes Training von Aggressionsäußerung dagegen bleibt völlig nutzlos. Ähnliches gilt für den Masochismus, der mit Handlungen der Selbstbeschädigung, die bis zum Suizid führen können, einhergehen kann. Er ist nicht primär, sondern ist ein Lösungsversuch. Einerseits geht es bei den Depressiven, die starken Überich-Anforderungen ausgesetzt sind, darum, das Überich »zu beruhigen«, andererseits soll die masochistische Tendenz auch insofern antidepressiv wirken, als das Objekt aufgefordert wird, spürbar und engagiert, wenn auch quälend zu sein, um auf diese Weise das Objekt nicht ganz zu verlieren.

Mentzos will, ähnlich wie wir das schon bei Jacobson gesehen haben, die biologische und vor allem die neurobiologische Seite der Depression ernst nehmen. Er wendet sich gegen die lange Zeit in der Psychiatrie tonangebende Unterscheidung zwischen der reaktiven und der endogenen Depression, indem er zu zeigen versucht, dass seelische Konflikte bei allen Depressionen eine Rolle spielen, dass aber die Formen der Depression sich darin unterscheiden, das die Kompensations- und Abwehranstrengungen qualitativ unterschiedlich sind und unterschiedlich gut eingesetzt werden können. Nun weiß Mentzos natürlich sehr gut, dass die neurobiologische Forschung klare Befunde erbracht hat, die die synaptischen Hemmungen und die Veränderungen der neurobiochemischen Transmitterprozesse im Gehirn bei Depressionen beschreiben. Aber darin sieht er keine Widerlegung der eigenen Konflikttheorie der Depression. Vielmehr stellt er die Hypothese auf (die heute vor allem von der Zürcher Arbeitsgruppe um Heinz Böker vertreten und weiterentwickelt wird), dass die Depression eine psychosomatische Erkrankung des Gehirns sei. Er nutzt also die Modelle der psychoanalytischen Psychosomatik (siehe Küchenhoff, 2004), um sie auf das Gehirn zu übertragen. In vergleichbarer Weise, wie sich die Kernkonflikte der Colitis ulcerosa oder des Morbus Crohn in Störungen der Darmschleimhaut umwandeln können, so können die seelischen Prozesse in den Stoffwechsel des Gehirns eingreifen. Sollen die konstitutionellen Faktoren mehr betont werden, so lässt sich Mentzos' Ansatz zu einem somato-psychosomatischen Modell ausweiten, wie dies George Engel für die psychoanalytische Psychosomatik vorgeschlagen hatte; dann wird das sogenannte »somatische Entgegenkommen«, also die vorbestehende Prädisposition, im (neuro-)biologischen Bereich entsprechend berücksichtigt.

Das ist ein spannender Gedanke, der aber an dieser Stelle nicht weiter verfolgt werden soll. Halten wir für unseren Zusammenhang nur noch einmal fest: Mentzos beantwortet die Frage nach dem Verhältnis von Objektverlust und Selbstwertregulation so, dass er der narzisstischen Homöostase, also der Regulation des Selbstwerterlebens, die entscheidende Rolle zuspricht. Warum das Selbstwerterleben aber zusammenbricht, hat mit der Objektbeziehung zu tun, die zu wenig spiegelnd war und/oder ist (Säule 1), die zu wenig positive Beziehungserfahrungen erlaubte, die zu einer positiven Besetzung innerer Objekte führen konnte (Säule 2), und die schließlich zu allzu strengen Überich-Anforderungen führte (Säule 3). Mentzos, so lässt sich sein Ansatz kurz zusammenfassen, untersucht die narzisstischen Beeinträchtigungen und die depressiven Gegenreaktionen und Kompensationsversuche, die in der kurzfristigen oder langfristigen Folge belasteter oder scheiternder Objektbeziehungen auftreten. Das Selbstwerterleben ist die Steuergröße, die das Zusammenspiel der verschiedenen, in der Objektbeziehung verankerten Qualitäten (Überich, Objektkonstanz, Selbstwert) zusammenhält.

Die tote Mutter: André Green

Immer wieder sind wir auf unserem Gang durch die psychoanalytischen Theorien der Depression auf den Objektverlust gestoßen.

Wir haben gesehen, dass er in der einen oder anderen Weise Folgen hat. Bislang haben wir uns aber wenig mit der Frage befasst, was am Objektverlust so unerträglich werden kann, oder anders gesagt: wie sich der Objektverlust in eine Depression umwandeln kann. An dieser Stelle hilft das Konzept der »Toten Mutter« André Greens (2004) weiter, das zu Recht bis heute einen zentralen Stellenwert in der psychoanalytischen Diskussion einnimmt. Auch Green geht von der Unvermeidlichkeit des Objektverlusts in der seelischen Entwicklung aus (vgl. Küchenhoff, 2005b). Auch wenn keine zusätzlichen Belastungsfaktoren die Entwicklung beeinträchtigen, so sind Verlusterfahrungen doch die Momente, die die psychische Organisation bei jedem Menschen strukturieren (Green, 2004, S. 234). Für die Entstehung mancher Depression wird nun eine besondere Konstellation geltend gemacht, und sie gilt es zu berücksichtigen, weil sie subtiler die Traumatisierung beschreibt, als dass nur ein realer Verlust des Objekts zu verkraften wäre.

Green unterscheidet die »schwarze Depression« von der »weißen Angst«. Er sieht in dem unheilvoll Schwarzen der Depression, die auf den Hass zurückführbar ist, ein Sekundärphänomen, eine Folge der weißen Angst. Ähnlich also wie Mentzos sieht Green die latente Aggressivität des Depressiven, die auf dem Hass gründet, als sekundär an. Primär hingegen ist die weiße Angst oder weiße Trauer, die sich auf eine »Klinik der Leere« oder »Klinik des Negativen« beziehen lässt (ebd., S. 237). Die weiße Trauer entsteht durch einen radikalen Abzug der Besetzungen vom mütterlichen Primärobjekt. Dadurch entstehen Leerstellen im Unbewussten, die wieder erfüllt werden, und zwar von Gefühlen des Hasses.

In der analytischen Therapie treten zunächst die narzisstischen Probleme in den Vordergrund, die beim Analysanden mit dem Gefühl der Unfähigkeit verbunden sind, etwa der Unfähigkeit zu lieben oder Begabungen zu nutzen etc. In der Übertragung (und nur dort) manifestiert sich indes früher oder später eine Depression, die auf infantilen Wurzeln aufbaut. Der Verlust, der dann rekonstruiert werden kann, ist nicht der Verlust des Objekts überhaupt, sondern der Verlust des gleichwohl anwesenden Objekts, das seinerseits durch eigene Trauer vollkommen beansprucht wird. Zunächst also war das Objekt, vor allem die Mutter, ganz präsent, die kindliche Entwicklung verlief »gut genug« und somit weitgehend ungestört. Dann wurde bei der Mutter durch ein jäh einbrechendes Ereignis, etwa eine Fehlgeburt oder den frühen Tod eines Kindes, Trauer ausgelöst. Der plötzliche Besetzungsentzug wird vom Kind wie eine Katastrophe erlebt. Die Folgen dieses Traumas sind massiv; es desillusioniert das Kind viel zu früh, es führt aber vor allem zu einem Verlust an Sinn, weil das Kind sich keinen Reim auf den Entzug machen kann. Folgende Mechanismen werden vom Kind eingesetzt:

- Das mütterliche Objekt wird nicht mehr besetzt, an seine Stelle tritt die unbewusste Identifikation mit der toten Mutter. Durch den Besetzungsentzug, der nicht auf Hass aufbaut, wird ein Loch in das Gewebe der an die Mutterimago gebundenen Objektbeziehungen gerissen. Durch die Identifikation wird eine Wiedervereinigung mit dem Objekt angestrebt (»kannibalistische Konservierung«, ebd., S. 242). Sie findet gänzlich unbewusst statt.
- Das Kind kann nicht erkennen, wodurch der Schwenk des mütterlichen Objekts hervorgerufen wird. Es wird – da es bei sich nichts finden kann, so sehr es auch sich die Verantwortung zuschreibt – das Gefühl entwickeln, dass seine bloße Existenz die Trauer der Mutter hervorgerufen hat.
- Das Kind bleibt weiterhin verzweifelt auf der Suche nach einem Verantwortlichen. Das ist – mithilfe einer vorzeitigen Triangulierung – unter Umständen der Vater. Ihm wird die Schuld am Zustand der Mutter gegeben.
- Der sekundäre Hass, der sich gegen das mütterliche Objekt richtet, speist sich aus Rachefantasien oder Wünschen, das Objekt zu beherrschen.
- Der eigene Körper wird autoerotisch besetzt. Lust entsteht nicht in der Begegnung mit Anderen. Das hat Spätfolgen; Objektbeziehungen werden später so manipuliert, dass die Objekte isolierte Lusterfahrungen auszulösen im Stande sind, eine geteilte und gemeinsame Lusterfahrung aber wird verhindert.
- Der Verlust an Sinn wird durch eine zu frühe intellektuelle und Fantasieentwicklung zu kompensieren getrachtet. »Die gefährdete Einheit des nunmehr durchlöcherten Ich verwirklicht sich entweder auf dem Feld der Phantasie, was dem künstlerischen Schaffen Tür und Tor öffnet, oder, bei

> einer entsprechenden intellektuellen Begabung, auf dem Feld der Erkenntnis« (ebd., S. 244). Allerdings bringen diese Maßnahmen nichts für das eigene Liebesleben. Dort wird die tote Mutter immer neu »wiederauferstehen«.

Die tote Mutter ist nicht real tot; sie kann in gewisser Weise auch nicht sterben, sie ist eine tote Untote. Gegen diese Mutter sind Angriffe unmöglich, sie erzeugen enorme Schuldgefühle, diese Mutter im Stich zu lassen. Trennung ist unmöglich, weder als Grenzziehung, noch als Repräsentanzenbildung, es entsteht kein Rahmen für neue Erfahrungen, kein Repräsentationsrahmen oder Intermediärraum. Stattdessen bilden sich pathologische Intermediärräume; einer von ihnen ist die Leere, die Green mit der negativen Halluzination beschrieben hat und die ich mit dem aus der Psychosomatik gut bekannten Alexithymiekonzept verbinden möchte. Die Erlebnislosigkeit, also die Leere, ist meines Erachtens nicht nur eine Folge des Besetzungsentzugs, sondern auch ein verzweifelter Versuch, sich doch zu trennen, doch Abstand vom Anderen zu schaffen, der aber scheitert, weil an die Stelle des Objekts nichts Positives, also auch keine Repräsentationsfunktion, keine Fantasietätigkeit etc. treten kann. Wenn keine Repräsentationsstruktur entsteht, wird das Objekt als Objekt nicht austauschbar. Es wird nicht verflüssigt. Es kann keine Ersatzbildungen, keine Überschreibungen geben, höchstens werden immer andere in die Position des Objekts neu eingesetzt, das an sich aber gleich bleibt.

Nebenbei bemerkt greifen Horrorfilme dieses Szenario auf; nicht ohne Grund sind die Dr.-Mabuse-Filme prinzipiell endlose Serienproduktionen. Ihre Serialität wird dadurch erzeugt, dass ein unheimliches Objekt nie vernichtet werden kann, auch wenn es scheinbar stirbt, und jeder Film endet damit, dass nach einem scheinbaren Sieg das gefährliche Objekt nicht ganz vernichtet ist und wiederkehrt.

Bei Green lautet der Vorgang in dichter Zusammenfassung so:

> »Einkapselung des Objektes und Auslöschung seiner Spur durch den Besetzungsabzug; primäre Identifikation mit der toten Mutter und Transformation der positiven in negative Identifikation, d.h. Identifikation mit dem durch den Besetzungsabzug offen-

gelassenen Loch und nicht mit dem Objekt; Identifikation mit dieser Leere« (ebd., S. 246).

Verlust und Repräsentation: Julia Kristeva

Was kennzeichnet die Depression oder die Melancholie? Welchen Sinn hat die in ihr zum Ausdruck kommende Verzweiflung? Julia Kristeva (2007) kehrt diese Frage um, sie sucht nicht nach dem Sinn der Verzweiflung, sondern betont, dass die Verzweiflung Sinn erzeugt. Die unheilbare Traurigkeit, die den »König Kind« befällt, hat ihre Ursache in der unheilbaren Trennung von der Mutter – und das Kind ist aufgefordert, erst in der Fantasie, später im Wort Ersatz zu finden. Jeder Mensch, der Weise zumal, wie es die Antike wusste, ist Melancholiker, insofern als die Verzweiflung den Sinn, im Christentum auch den Glauben hervorruft. Der depressiv Kranke aber schafft es nicht, die Verzweiflung zu »durchschreiten«. Unter welchen Umständen wird es unmöglich, den Verlust des mütterlichen Objekts zu betrauern? Es kann an biologischen Defekten liegen, am Versagen der Vaterfunktion oder auch an der Qualität der Beziehung zur Mutter. Kristeva gibt auf die Frage nach den Ursachen keine Antwort, aber sie bezeichnet die innere Dynamik: Immer ist der Verlust unerträglich und die Sprache scheitert, es scheitern die Bezeichnungen oder Signifikanten, »die nicht für einen kompensatorischen Ausweg aus den Zuständen des Rückzugs […] sorgen« (ebd., S. 18). Den Verlust in der Trauer zu durchschreiten (frz. »traverser«), ist in der schweren Depression also nicht möglich. Die ihr eigentümliche Sprachlosigkeit wird aber nicht nur in der Klinik, sondern in gesellschaftlichen Prozessen, in Literatur und Kultur, in der Entwicklung der Sprache und in der Philosophie spür- oder hörbar.

Von mütterlicher Matrix zu sprechen, gar von der Mutter als Objekt, ist in Bezug auf die Entwicklung der Depression allerdings von Missverständnissen umgeben. Das mütterliche Objekt, das verlorene Objekt, das aber nicht betrauert werden kann, ist eben keines – Kristeva spricht, auf den Spuren Jacques Lacans, von »dem Ding«, denn es handelt sich ja noch nicht um ein Objekt, sondern um ein Reales, das vor aller Bedeutung existiert, das sich bemerkbar macht, ohne repräsentiert zu sein. In der Melancholie aber kann dieses »Ding« nicht ersetzt werden, obwohl der Melancholiker immerfort danach sucht. Natürlich stellt sich sofort die Frage, was es braucht, um den unsäglichen oder unsagbaren, aber eben auch entwicklungsnotwendigen Verlust zu kompensieren. Immer wieder greift Kristeva auf Freuds Konzept der ersten Identifizierung mit dem Vater der persönlichen Vorzeit zurück. Dieser markiert eine Form, eine Struktur, eine Position, die außen ist, ein Drittes vor aller Ödipalität, ein Ort, der eine Kompensation des Verlusts und eine zukunftsgerichtete Trauer ermöglicht. Von dieser primären Identifikation aus, so erläutert Kristeva, kann aus dem Ding das erotisch besetzte Objekt werden, und dieses Objekt wird dann für die Besetzungen verschiebbar, so entstehen erst imaginäre, dann sprachliche Bilder.

Wie aber ist dieser Prozess zu beschreiben, der Übergang, wo der andere spürbar wird, wo aber der »Filter der Sprache« (ebd., S. 23) den Mangel noch nicht organisiert und stabilisiert hat, wo eine Abgrenzung über das Zeichen und das Nein noch nicht möglich ist? Wie schwer ist eine Abgrenzung, die sich noch nicht auf die Sprache abstützen kann, deren Aneignung ja erst das Produkt dieser Grenze ist? Kristeva bewegt sich in diesem schwierigen Übergangsbereich von Desintegration und Integration, von Zerstörung der Repräsentation und Bindung bzw. Signifikation, sie misst ihn aus, sodass am Ende aus einem unbekannten, unbeachteten Territorium eine Seelen- oder Todeslandschaft geworden sein wird. Der Depressive, so sagt Kristeva, ist »Atheist«: Er glaubt nicht an das Du, an ein – wie immer zunächst einmal notwendig idealisiertes – Objekt. Aber der Depressive glaubt auch nicht an die Sprache. Alles, was der Depressive hat, ist sein Affekt, sind seine Verzweiflung und Traurigkeit, an denen er festhält. An die Stelle des Objektbezugs tritt die Bindung an den Affekt, der freilich nicht objektbezogen ist, sondern »Grenzelement des Ichs« (ebd., S. 23). Die Traurigkeit gewährleistet eine Kohäsion, die dem Subjekt die schizoide Zerstückelung, Fragmentierung und den Tod erspart.

Für die Aufgabe, im Zwischenbereich des Sinnes Maß zu nehmen, stellt sich die Frage, was Stimmungen in Bezug auf die psychische Repräsentation eigentlich sind. Kristeva weicht dieser Frage nicht aus: Stimmungen sind »psychische Repräsentationen von durch externe oder interne Traumatisierung ausgelösten energetischen Verschiebungen« (ebd., S. 29). Stimmungen sind vorzeichenhafte, vorsprachliche Repräsentationen, die das gesamte Zeichensystem gleichsam einfärben. Stimmungen sind »*Inschriften*, energetische Brüche und nicht nur nackte Energien« (ebd., S. 30; Hervorh. i. O.), basal sich artikulierende Vorbedingungen für die Bilder und die Sprache, für imaginäre und symbolische Einschreibungen.

Die Traurigkeit also lässt ahnen, dass eine ursprüngliche, ausdruckslose Totalität, die Kristeva unter Rückgriff auf Platon als »Chora« bezeichnet, artikuliert, gegliedert und damit begrenzt werden muss. Affekte unterliegen, wie Triebspannungen, der Verdichtung und Verschiebung, die nicht wie bei Lacan erst im Symbolischen zu suchen sind. In ihrem grundlegenden Werk *Revolution der poetischen Sprache* (1974/1978) hatte sie diesen Bereich das »Semiotische« genannt.

Die Traurigkeit oder die Stimmung, die den energetischen Bruch markiert, führt, wenn das Ich sich nicht mit dem verlorenen Objekt, sondern mit einer dritten Instanz, dem Vater, der Form, dem Schema identifiziert, zu einer seelischen Entwicklung. Sie baut auf einer ambivalenten Figur auf. Auf der einen Seite darf der Erfahrung des Verlusts und des Verzichts nicht ausgewichen werden. Auf der anderen Seite aber muss dieser Verlust verneint werden, wobei diese Verneinung in die Zukunft weist, verbunden mit der Hoffnung, in der Sprache das verlorene Objekt doch zu erschaffen. Der Depressive verleugnet gerade diese Verneinung. Er bleibt daher in der vorsprachlichen Nähe zum Ding, zum Raum der Stimmung kleben. Er zerstört die Zeichen, die den Schmerz und andere Gefühle zur Repräsentation drängen könnten. Die Fähigkeit, nein zu sagen, ist die Fähigkeit, psychisch aktiv zu sein. Der Depressive, der die Verneinung verleugnet, verarbeitet den Verlust nicht, sondern repetiert nur seine Umstände, zeit- und grenzenlos. In der psychotischen Depression steigert sich die Verneinung zur Verwerfung: Nicht nur der Verlust des Dings wird dann nicht anerkannt, sondern die Notwendigkeit zur Repräsentation selbst verworfen.

Halten wir abschließend fest, dass es Kristeva am überzeugendsten gelingt, die Ausdrucksmöglichkeit, die Möglichkeit des Denkens und der Repräsentation psychischer Erfahrungen zu berücksichtigen und deren Einschränkungen in der Depression psychodynamisch abzuleiten.

Exkurs: Repräsentation und Melancholie

Folgt man den Überlegungen Kristevas, so geht die schwere Depression mit einer Einschränkung der Fähigkeit, Erfahrungen zu repräsentieren, einher, mit einer Einengung des sprachlichen Vermögens und der Ausdrucksfähigkeit, wenn wir – anders als in unserem eigenen Ansatz erwünscht – einseitig die negative und Defizitseite depressiven Erlebens in den Vordergrund rücken. Diese verminderte Ausdrucksfähigkeit müsste sich in empirischen Studien zur Depression niederschlagen, die sich zum Ziel setzten, diese Fähigkeit zu untersuchen. Dafür bietet sich die empirische Forschung zur Alexithymie (Gefühlsblindheit) bei ausgeprägten Depressionen an. Im Folgenden seien zwei Studien kurz zusammengefasst.

Finnische Psychiater (Honkalampi et al., 2000) fokussierten ihr Interesse auf den Zusammenhang zwischen Depression und Alexithymie in einer großen Kohorte der Normalbevölkerung und in einer Gruppe depressiver Patienten. Untersucht wurde auch, inwieweit antidepressive Behandlung die Alexithymie beeinflusst.

2.018 Männer und Frauen wurden mit der gut validierten Toronto Alexithymia Scale (TAS-20) und dem Beck Depression Inventory (BDI) untersucht. Die Lebenszufriedenheit wurde anhand einer speziellen Skala bestimmt. Bei einer Prävalenz von 12,8% bei den Männern und 8,2% bei den Frauen wiesen Personen mit BDI-Werten ≥ 9 Punkten mit einem Anteil von 32,1% hochsignifikant häufiger Zeichen der Alexithymie (TAS-20-Score > 61) auf als nicht depressive Patienten mit 4,3%. Dabei erklärten die BDI-Werte 29,2% der Varianz in den TAS-20-Werten. Der enge Zusammenhang zwischen Depression und Alexithymie bestätigte sich bei 169 Patienten mit depressiver Störung: Eine klinisch relevante Alexithymie fand sich initial bei 40% der Patienten, nach sechsmonatiger antidepressiver Therapie waren es noch 23%. Die Abnahme der TAS-20-Werte korrelierte dabei mit dem gleichzeitigen Rückgang der BDI-Werte. Zu beiden Untersuchungszeitpunkten litten alexithyme Patienten häufiger unter mittelschweren oder schweren Depressionen als Patienten ohne Alexithymie.

Eine jüngere Studie (Bamonti et al., 2010) setzt sich zum Ziel, genauer und gezielter zu untersuchen, welche Emotionen von depressiv erlebenden Menschen nicht gut ausgedrückt werden können. Die Arbeitsgruppe hat 134 Patienten, die älter als 50 Jahre alt waren und eine gesicherte Diagnose einer depressiven Störung hatten, mit dem gleichen Instrument, der TAS-20, untersucht. Sie fanden heraus, dass der Gesamtscore, ähnlich wie in der finnischen Untersuchung, mit der depressiven Symptomatik korrelierte, wobei verschiedene mögliche Moderatorvariablen kontrolliert wurden. Es zeigte sich, dass besonders negative Emotionen schlecht von depressiven Menschen erkannt und beschrieben werden können.

Beide Studien verweisen also darauf, dass es lohnt, die Fähigkeit zur psychischen Repräsentation – gerade von Affekten und hier insbesondere von negativen Affekten – in der Diagnostik und Therapie der Depression gut zu berücksichtigen.

Der Grundkonflikt im Verlust: Gerd Rudolf

Gerd Rudolf (2000) hat auf der Grundlage der in der *Operationalisierten Psychodynamischen Diagnostik* (Arbeitskreis OPD, 2006) niedergelegten Struktur-, Konflikt- und Beziehungstheorie den depressiven Grundkonflikt und dessen Verarbeitungsformen beschrieben. Wie der depressive Grundkonflikt gekennzeichnet wird, kommt uns nach den vorher abgehandelten Theorien bereits vertraut vor: Auch Rudolf geht von der grundlegenden Beziehungserfahrung des Verlassenwerdens und des Verlusterlebens aus. Wenn die Persönlichkeit noch keine Chance zur Reifung und Verselbstständigung hatte, ist dieses Gefühl der Verlassenheit unerträglich und muss mit größtem persönlichen Einsatz bekämpft werden. Der Schutz der Beziehung zum Anderen wird ein wesentliches Anliegen; es kann durch eine Anpassung, die alle Kritik am Objekt vermeidet und es stattdessen mit allen nur möglichen positiven und idealen Eigenschaften ausstattet, erkauft werden. Die Enttäuschungswut wird verdrängt, sie kann gegen die eigene

Person rückgewendet werden und führt so zur Selbstschädigung oder -verurteilung.

Was aus diesen Schwierigkeiten, mit dem Grundkonflikt umzugehen, resultiert, lässt sich mithilfe der OPD abbilden. Einerseits wird sich die strukturelle Vulnerabilität vergrößern, also Strukturmerkmale werden instabil werden, die ganzheitliche Objektwahrnehmung wird sich reduzieren auf die Wahrnehmung nur einzelner Merkmale – sei es des versagenden, sei es des idealisierten Objektes oder die Selbstwahrnehmung, aus der die riskanten aggressiven Dimensionen ausgeklammert werden müssen. Andererseits werden die sich in den Beziehungen äußernden Konflikte die eigenen Erfahrungen prägen; wenn die Konflikte um Versorgung und Autarkie als dominierend angesehen werden, so entspricht das der Betonung des oralen Modus bei den frühen Vertretern einer psychoanalytischen Triebtheorie. Aber auch stärker mit strukturellen Belastungen verschränkte Konfliktformen können prägend werden, so wenn der Individuations-Abhängigkeitskonflikt vorherrscht und darauf hinweist, dass die im depressiven Grundkonflikt sich ständig stellende Frage nach der Verlässlichkeit des Bezugs zu wichtigen Anderen grundlegendere Ängste hervorruft, wenn die Angst sich nicht nur auf den Verlust der Zuwendung des Anderen richtet, sondern die vollständige Separation vom Anderen befürchtet werden muss.

Rudolf identifiziert folgende Bewältigungsmuster, die der Verarbeitung des depressiven Grundkonflikts dienen:

- Offen dependent: In diesem Fall wird die Anpassung gelebt, das Objekt wird nicht herausgefordert, sondern seine Zuneigung mit allen Mitteln, auch der Selbstunterwerfung, zu erhalten gesucht.
- Altruistisch: Der Andere wird unter Rücknahme aller eigenen Ansprüche so versorgt, wie man gern selbst versorgt werden würde.
- Narzisstisch-autonom: Hier wird die Seite der Autarkie oder der Individuation überbetont, die abhängigen, Versorgung oder Nähe suchenden Gefühle werden hintangestellt.
- Schizoid: Die Beziehungsaufnahme selbst wird vermieden oder emotional ausgedünnt.
- Regressiv: Dieses Bewältigungsmuster ist gewissermaßen von einer wunscherfüllenden Fantasie geleitet, es möge

doch ein Leben geben, das ohne alle (erlebten) Gefährdungen der Verlassenheit und Verzweiflung auskommt.

Der Sinn der Klage: Daniel Hell

Daniel Hell, der integrativ-psychiatrische Ansätze mit Betonung psychodynamischer Verstehensmodelle vertritt, hat mit seinen wichtigen Büchern und durch seine lebenslange Beschäftigung mit der Depression weltweite Resonanz hervorgerufen und wesentliche Grundlagen für das Verständnis der Depression gelegt. In seinem entscheidenden Buch *Welchen Sinn macht Depression?* (1992) formuliert er als Grundproblem des Depressiven, es sei »das Abschied-nehmen-Müssen, ohne dass der eingetretene Verlust oder die Enttäuschung grundlegender Bedürfnisse schon angenommen werden kann« (S. 258). Diese Aussage fasst auf engstem Raum einige zentrale Bestimmungen zusammen, denen wir schon bei den anderen Autoren begegnet sind. Verlust, Enttäuschung und Abschied gehören zur Auslösung der Depression, und zwar so, dass sie nicht verarbeitet oder akzeptiert werden können. Später fügt Hell hinzu, dass die von ihm so genannte »deprimierende Reaktionsweise« ein Adaptationsmechanismus ist, der biologisch verankert ist, ein »Bremsmechanismus«, der dafür sorgt, dass in einer belastenden Situation Aktivität und Interessen zurücktreten. Aber auch die innere Unruhe ist nicht störend, sondern ergibt Sinn, denn sie treibt an, nach Lösungen in einem unhaltbaren Zustand zu suchen. Diese deprimierende Reaktionsweise »ist dann adaptiv, wenn sie dazu beiträgt, eine Situation schadlos zu überstehen, ohne die Zukunft zu verbauen« (Hell, 2012, S. 48).

In seinem umfassenden, nicht nur der Depression gewidmeten Werk *Seelenhunger* (2003) formuliert Hell einfache, aber wesentliche Grundsätze des therapeutischen Vorgehens und der Gestaltung der therapeutischen Beziehung. Er warnt davor, von der Depression als einer abgenutzten, unlebendig gewordenen diagnostischen Rubrik zu sprechen. Diagnosen sind nur dann wertvoll, wenn sich im Prozess der Diagnosestellung das persönliche Erleben entfalten kann. Diagnostik soll zum Erleben hin-, nicht von ihm wegführen. Nur dann hat die diagnostische Situation auch einen therapeutischen Effekt. Hell beschreibt, wie sich in der Depressionsbehandlung die therapeutische Anteilnahme einschränken kann. Insbesondere warnt er vor den theoretischen Voreingenommenheiten der Therapeuten, die unter Umständen dazu führen können, die Patienten zu überfordern. Er nennt die vorschnelle Deutung des depressiven Unvermögens als eines Widerstands, wenn der sehr verringerte Handlungsspielraum des Kranken übersehen wird, als für die Psychoanalyse wichtiges Beispiel. Zu Recht weist er darauf hin, dass diese und andere theoretische Voreingenommenheiten dem Therapeuten als Schutzschild dienen können, um sich aus der Begegnung mit dem Leidenden herauszunehmen (ebd., S. 225). Aber er warnt auch vor der »depressiven Ansteckung«, die den Therapeuten dem depressiven Sog ausliefert. Das ist die andere Seite der Balance, die der Therapeut halten muss. Er bricht eine Lanze für den Patienten, der in seinem depressiven Erleben klagt: Diese Klagen ermöglichen ihm eine erste Distanz gegenüber dem emotionalen Ausgeliefertsein an die Depression. Solche Klagen sind nicht immer als Anklagen zu verstehen, sondern auch als Zeichen, als Anruf an den Therapeuten, den inneren Zustand zu beachten und sich der depressiven Erfahrung nicht zu entziehen. So gilt es, die Depression selbst ernst zu nehmen. Sie kann unter Umständen selbst als traumatisierend erfahren werden. Dies muss berücksichtigen, wer allzu schnell auf die auslösenden Traumatisierungen eingehen möchte.

Trauer und Depression

Modifikationen am Freud'schen Trauerkonzept

Die Reflexion des melancholischen Prozesses erlaubt es, die Bedingungen gelingender Trauer herauszuarbeiten. Aus der Melancholie ebenso wie aus der pathologischen Trauerreaktion lernen wir, dass Trauer dann unmöglich ist, wenn der Ambivalenzkonflikt dem verlorenen Objekt gegenüber zu stark ist. Offenbar lässt sich eine hasserfüllte Objektbesetzung weniger leicht aufgeben als eine libidinöse Objektbesetzung. Dabei spielt natürlich das Schuldgefühl eine große Rolle; der Selbstvorwurf, man sei in irgendeiner Weise an dem Verlust des Liebesobjekts schuld, führt zu einer endlosen Trauer, also zu einer Aufbewahrung des Objekts aus Schuldgefühl. Wie groß die Lust an der Befriedigung eines unbewussten Sadismus ist, die auf das zu quälende Objekt nicht verzichten will, sei dahingestellt.

Das führt zu einem Paradox: Nur die Menschen, die ich liebe, kann ich betrauern. Die, die ich ohnehin wegwünsche, kann ich nicht gut verabschieden. Was aber gehört zu dieser Liebe dazu? Je größer die narzisstischen Anteile an der Liebesbeziehung sind, umso weniger ist es möglich, sich vom verlorenen Objekt zu trennen, weil diese Trennung mit Selbstverlust einhergeht. Auch diese Konsequenz ist in der Melancholiebeschreibung Freuds enthalten. Es ist die mangelhafte Selbst-Objekt-Differenzierung, die die Trauer scheitern lässt.

Von diesem Blickwinkel her gesehen bekommt das Konzept der Trauerarbeit noch einen anderen Sinn; bei Freuds Arbeit »Trauer und Melancholie« (1917e, S. 211) heißt es: »Die Trauer bewegt das Ich, auf das Objekt zu verzichten, indem es das Objekt für tot erklärt.« Diese Arbeit lässt sich heute – und ich meine: ganz im Sinne des Melancholietexts – als Arbeit an der Selbst-Objekt-Differenzierung verstehen. John Steiner hat dies in seinem Buch *Orte des seelischen Rückzugs*, (1998) meines Erachtens überzeugend durchgeführt. Er hat Trauerarbeit unter dem Gesichtspunkt projektiver Identifizierungen beschrieben. In der Trauerarbeit geht es um den Wiedergewinn von verlorenen Selbstanteilen, die in den Anderen projiziert worden sind; das ist die Erweiterung des Freud'schen Ansatzes: nicht der Rückzug der Libidobesetzung, sondern Redifferenzierung zwischen Selbst und Objekt, das heißt, die Ablösung der Selbstanteile vom Objekt ist die erste Aufgabe der Trauerarbeit. Am Ende der Trauerarbeit wird das Objekt realistischer gesehen und die in der Beziehung zum Objekt enteigneten Selbstanteile sind wieder als »selbst« anerkannt. »Durch den Prozess des Trauerns wird die projektive Identifizierung umgekehrt und das Ich bereichert und integriert« (Steiner, 1993/1998, S. 59).

Die Prämie der Trauer, am Leben zu bleiben, erscheint nun in einem anderen Licht; das psychische Überleben hängt an der Differenzierung zwischen dem verlorenen Objekt und dem Ich. Die »Überbesetzung« des Objekts in der Trauer erfüllt eine präzise Funktion, sie dient der Reaktivierung der Objektbeziehung, die das Objekt zum Objekt zu machen erlaubt. Man könnte sagen:

In der Trauer wird zunächst eine Objektbeziehung aufgenommen oder hergestellt, die über eine narzisstische Objektbesetzung hinausgeht oder diese korrigiert. Nur dann sterben wir nicht mit den Verstorbenen, wie Proust dies formuliert hat: »Ce n'est pas parce que les autres sont morts que notre affection pour eux s'affaiblit, c'est parce que nous mourons nous-mêmes« (zit. nach Warning, 1993, S. 184)[4].

Solange Identifikationen als Abwehr einer solchen Objektbeziehung in der Trauer fungieren, behindern sie den Trauerprozess. Wenn durch die Objektivierung des verlorenen Objekts Selbst und Anderer differenziert sind, können Identifikationen die Trauer nicht mehr behindern, weil sie nicht an die Stelle der Objektbesetzung tritt.

Damit ist auch klar, dass das Ende der Trauer nicht die libidinöse Ent-Besetzung des Objekts ist. Auch die Erinnerung kann die Liebe zum Objekt bewahren. Es ist die Besetzung des Anderen als eines Anderen, die mit Trauer verbunden ist. Dadurch ist Trauer nur möglich, wenn die Alterität des Anderen, die Andersartigkeit des Anderen, in den Blick kommen kann. Nur dann wird der Verlust, die Unwiederbringlichkeit des Anderen wirklich deutlich werden können.

Die Voraussetzung der Trauer – so ließe sich in einem Satz sagen – ist die Objektliebe im doppelten Sinn: Das Objekt muss ein Anderer sein und die Liebe in der Beziehung muss überwiegen.

Damit ist Trauer nicht einfach gleichbedeutend mit dem Abzug libidinöser Besetzungen vom äußeren Objekt, sondern auch mit der Bewahrung des inneren Objekts; Klein hat sogar von einem Wiederaufbau des inneren Objekts als dem Resultat gelingender Trauer gesprochen. Freud schreibt in seiner kleinen und wichtigen Arbeit über »Vergänglichkeit«: »Erst wenn die Trauer überwunden ist, wird sich zeigen, daß unsere Hochschätzung der Kulturgüter unter der Erfahrung von ihrer Zerbrechlichkeit nicht gelitten hat. Wir werden alles wieder aufbauen, was der Krieg zerstört hat, vielleicht auf festerem Grund und dauerhafter als vorher« (1916a, S. 361). Die scheinbare Paradoxie der Formulierung kann nun besser verständlich werden: Der äußeren Zerstörung der Kulturgüter

4 »Nicht weil die Anderen tot sind, schwächt sich unsere Zuneigung zu ihnen ab, sondern weil wir selbst sterben« (eig. Übersetzung).

steht die Erinnerung, ihre Verinnerlichung gegenüber, und der festere Grund resultiert aus ihrer besseren inneren Verankerung.

Zu den Bedingungen gelingender Trauer

Trauer ist die Voraussetzung dafür, mit Verlusten umgehen zu können. Der Trauerprozess hat eine spezifische Zeitstruktur. Klinisch sind drei Aspekte des Trauerns wichtig, die im Folgenden nacheinander behandelt werden sollen: die Fähigkeit, sich auf einen Trauerprozess überhaupt einlassen zu können, die Fähigkeit, ihn emotional zu ertragen, und schließlich die Fähigkeit, ihn abschließen zu können.

Die Fähigkeit, sich auf den Trauerprozess einlassen zu können

Was sind die Bedingungen dafür, Trauer initiieren, also den Trauerprozess beginnen zu können? Am Anfang stehen die Wahrnehmung und die Anerkennung eines Verlusts. Einen Objektverlust realisieren kann aber nur, wer das verlorene Objekt als ein Objekt, zu dem eine Beziehung bestanden hat und besteht, erkennen und anerkennen kann (Küchenhoff, 2005b). Wenn das Objekt, das verloren zu gehen droht, aber gar nicht Objekt ist, sondern Teil des Selbst oder im Selbst eingeschlossen bleibt, dann ist eine Trennung von ihm auch nicht möglich. Dies soll an einem klinischen Beispiel erläutert werden.

> Herr A. ist der Sohn eines Vaters, der als Unternehmer einen mittelständischen Betrieb leitet. Herr A. sollte ursprünglich den väterlichen Betrieb übernehmen, aber er hat diese Nachfolge nicht antreten wollen. Es ist ihm jedoch nicht möglich, sich von einem Vater, der überall präsent zu sein scheint, abzulösen. Als Herr A. aus dem Elternhaus auszieht, beobachtet er nun in seiner neuen Wohnung Zeichen der – letztendlich väterlichen – Überwachung; er hört in der nur von ihm bewohnten Wohnung die Stimmen der Mitarbeiter aus dem väterlichen Betrieb und er versucht sich gegen sie zu schützen, indem er immer leiser, immer unauffälliger, immer eingeschränkter lebt und sich immer weiter zurückzieht. Aber es nützt nichts, er bleibt umgeben

> von den Mächten, die vom Vater losgesandt sind und ihn nicht mehr loslassen.

Am Beispiel des Beginns einer schizophrenen Psychose können wir erkennen, dass es mitnichten sinnlose Psychopathologie ist, die sich hier im Wahn anzeigt, sondern dass der Wahn auf ein Tabu hinweist oder auf die fehlende Fähigkeit, sich vom Objekt wirksam zu distanzieren. Auch wenn der Patient in seinem Wahn vielen extremen Gefühlen ausgesetzt ist, ein schmerzhaftes Gefühl, was für ihn wohl das schwierigste von allen bleibt, bleibt ihm erspart, nämlich die Trauer; man könnte auch sagen, sie ist ihm verwehrt oder unmöglich.

Die geschilderte Wahnbildung ist ein Beispiel dafür, wie es unmöglich sein kann, sich vom Objekt zu distanzieren, weil es nicht außen, sondern allein im eigenen Erleben präsent ist. Dieses innere Objekt geht nicht verloren; im Wahn werden inneres und äußeres Objekt gleichgesetzt. Dadurch braucht der Verlust des Objekts gar nicht anerkannt zu werden.

Trauer kann aber auch vermieden werden, indem die Trennung vom realen Objekt umgangen wird. Dies ist nicht möglich, wenn das Objekt durch Todesfall oder ein Trauma plötzlich verloren geht. Anders aber ist es im Fall des selbst herbeigeführten Objektverlusts im Falle der Ablösung, wo die Trennung zum Beispiel von den Eltern gesucht und selbst hergestellt werden muss, um in der eigenen Entwicklung weiter zu kommen. Dies gelingt ja nur, wenn die Begrenzungen des Objekts gesehen werden können, wenn zugleich die in der Trennung liegenden Möglichkeiten einer autonomen Entwicklung der eigenen Persönlichkeit gespürt werden können. Sich dem Schmerz des Objektverlusts selbstbestimmt aussetzen zu können, verlangt in der Ablösungssituation Ichstärke. Aber es sind auch die Bezugspersonen, in der Ablösungssituation zum Beispiel die Eltern, die im Prozess eine Rolle spielen, denn sie müssen auch bereit sein loszulassen.

> Frau B. hat es nach dem Abitur schwer, ihr Elternhaus zu verlassen. Mit im Haushalt lebt der jüngere Bruder. Sie möchte ihm das häusliche Terrain nicht überlassen, sie ist neidisch auf ihn und gönnt ihm die Möglichkeiten nicht, die er im Kontakt mit den Eltern nun haben kann, an denen sie dann nicht mehr

teilnimmt, wenn sie fortgeht. Sie fühlt sich außerdem für den eigenen Vater verantwortlich, der ihr immer vermittelt hat, dass er ohne die ihm nahe und ähnliche Tochter nicht gut leben könne. Sie wünscht sich die Kraft gehen zu können, aber es gelingt ihr über mehrere Jahre nicht, eine eigene Wohnung zu nehmen, nicht einmal in der gleichen Stadt, in der auch die Eltern wohnen. Als sie dies nun endlich schafft, kann sie dennoch die Stadt der Eltern nicht verlassen; auch wenn sie andernorts gerne eine Ausbildung begonnen hätte, so kann sie doch nicht umziehen. Dazu passt auch, dass sie sich in den Ferien nicht traut, mit dem Flugzeug zu fliegen, wodurch ihr viele Möglichkeiten verwehrt bleiben. An die Stelle der Trauer hat Frau B. die Angst gesetzt. Die Angst, das Objekt zu verlieren, ist so groß, dass der Objektverlust und damit die Trauer real vermieden werden.

Die Fähigkeit, den Trauerprozess emotional zu ertragen

Ist es möglich, den Schmerz im Trauerprozess verkraften zu können? Viel Ichstärke ist notwendig, die *Operationalisierte Psychodynamische Diagnostik* spricht von der guten Integration der psychischen Struktur (Arbeitskreis OPD, 2006). Zu dieser Integration gehört die Fähigkeit, negative Gefühle auszuhalten und die eigenen Gefühlszustände mitteilen zu können, aber auch die Fähigkeit, die früher im Leben bestanden hat, Bindungen und Beziehungen einzugehen. Trennen kann sich nur, wer sich auch schon gebunden erlebt hat und eine gute Bindung als Erfahrung verinnerlichen konnte. Es ist eine wesentliche Erkenntnis der Struktureinschätzung der OPD, dass Loslösung und Bindung zusammen gehören. Nur wenn ich über ausreichend gute Bindungserfahrungen verfüge, kann ich es wagen, einen schmerzhaften Verlust einzugehen und die Hoffnung zu haben, ihn erfolgreich durchstehen zu können. Aber die Fähigkeit, die Verzweiflung durchhalten oder »durchqueren« (Kristeva, 2007; vgl. Küchenhoff, 2008) zu können, ist vom »verlorenen Objekt« bzw. der Qualität der Beziehung zu ihm abhängig. Freud hatte in seiner erwähnten Melancholie-Schrift (1917e) bereits gezeigt, dass der Hass auf die Bezugspersonen durch die Schuldgefühle, die er notgedrungen bereitet, die Loslösung verhindern kann, mit der Folge, dass die Ablösung vom Objekt misslingt und stattdessen die Beziehung zum Objekt durch Verinnerlichung, also Introjektion, auf Dauer gestellt wird.

Aber es reicht nicht aus, die Voraussetzung für einen gelingenden Trauerprozess nur aufseiten des Trauernden selbst zu suchen. Sie liegen eben auch auf der Seite des Objekts, das verloren geht oder von dem eine Trennung gesucht wird.

> Herr C. hat seine Ehefrau, mit der er bereits über 30 Jahre verheiratet ist, sehr früh im Leben kennen gelernt. Er hat seine ganze Existenz auf sie abgestützt, dabei hat er ihre Bedürfnisse wenig beachtet und ihr kaum Eigenständigkeit lassen können. Nun sind die Kinder größer und die Ehefrau emanzipiert sich. Sie sucht beruflich neue und in ihrem Beziehungsleben eigene Wege. Herr C. muss erkennen, dass er sie als Stütze seines Lebens verloren hat. Er wird haltlos, unglücklich und denkt daran, sich das Leben zu nehmen. Dennoch schafft er es, eine ambulante Psychotherapie zu suchen. Sie bewahrt ihn vor einem Übermächtigwerden der Suizidwünsche. Sehr hilfreich für ihn ist, dass die Ehefrau, auch wenn sie nun ein neues und eigenständigeres Leben führt, auf ihn bezogen bleibt, obwohl sie weiß, dass sie Herrn C. schwer verletzt. Sie entwertet ihn dabei nicht und bleibt mit ihm im Gespräch, nicht um ihn schlicht zu trösten, sondern um mit ihm trotz allem zusammen zu sein, aber auch, um ihm verständlich zu machen, was ihr Anliegen ist und welchen Weg ihre persönliche Entwicklung nimmt. Es braucht viele Monate, bis Herr C. sich von den Suizidgedanken lösen kann, bis er nicht mehr verzweifelt ist, sondern erkennt, dass sich auch ihm neue Möglichkeiten eröffnen, dass der Schritt der Ehefrau, der ihn so verletzt hat, ihm auch eine Chance bietet.

Die Fähigkeit, den Trauerprozess abzuschließen

Wir hatten gesehen, dass der Trauerprozess ein Prozess in der Zeit ist, dass er also auch ein Ende finden kann und finden muss. Durch die Möglichkeit, die Verzweiflung, die durch einen Verlust ausgelöst worden ist, zu »durchschreiten«, unterscheidet sich die Trauer von der Melancholie. Was aber bringt die Trauerarbeit an ihr Ende? Es ist – darin könnte der Begriff »Trauerarbeit« missverständlich sein – nicht damit getan, sich immer wieder die verzweifelten Gefühle zu vergegenwärtigen, bis sie durch Gewohnheit und Durcharbeitung erträglich geworden sind. Dieses Durcharbeiten muss durch eine Haltung, die der französische Philosoph Paul Ricœur treffend »schweres Verzeihen« genannt hat, ergänzt werden (Ricœur, 1998). Es verlangt, dass demjenigen, der sich schuldig gemacht zu haben scheint, nicht nur einfach verziehen wird, sondern dass auch schicksalhafte und unberechenbare Ereignisse anerkannt werden, ebenso wie diejenigen Situationen, in denen – wenn überhaupt – die Schuld auch oder ganz auf den eigenen Schultern ruht.

> Herr C., der im letzten Beispiel geschildert worden ist, kann auch hier das Gemeinte veranschaulichen, nämlich dass es gelingt, die Verantwortung dafür zu übernehmen, dass das eigene Verhalten zerstörerisch gewesen ist und dass diese destruktive Tendenz nicht nur andere, sondern auch ihn selbst geschädigt hat. Im Rahmen der Psychotherapie kann er sich selbst besser verstehen; er erkennt, dass er seiner Mutter verbunden geblieben ist, die immer depressiv gewesen ist und ihr Leben davon abhängig zu machen schien, dass der Sohn für sie da sei und niemals von ihr weggehe. Jede Trennung erschien ihm deshalb selbst wie ein Verbrechen, aber auch wie ein Risiko, dass den Tod des anderen in Kauf nimmt. Diesen Grundsatz seiner frühen Beziehungserfahrungen hat Herr C. in seine Ehe übernommen und daher – unbeabsichtigt zwar – die Eigenständigkeit der eigenen Ehefrau so behindert, wie er in seiner Eigenständigkeit als Kind und Jugendlicher eingeschränkt worden ist. Es gilt im Rahmen der Psychotherapie, in einer doppelten Weise zu verzeihen, der Frau ihren Schritt in die Autonomie zu lassen, aber auch sich selbst zu verstehen in dem, was er ihr angetan hat, indem er sie einengte und kontrollierte.

Das Verzeihen hat mit der Entwicklungsposition zu tun, die Melanie Klein die Wiedergutmachung genannt hat, eine Haltung, die von der Anerkennung der eigenen Destruktivität ausgeht und realisiert, dass das Objekt geschädigt und verletzt worden ist, zugleich aber auch das Objekt selbst, das die Möglichkeiten, die in der Objektbeziehung lagen, nicht realisieren konnte. Denn es ist auch Selbstverlust, wenn der andere in seinen Möglichkeiten beschnitten wird. Das Verzeihen söhnt also nicht aus oder färbt schön, aber es erlaubt ein Weiterleben im Zeichen des Verlusts.

Trauer als lebenslanger Prozess

In seinem kurzen, aber gehaltvollen Text aus dem Jahr 1915, »Zeitgemäßes über Krieg und Tod«, hat Freud (1915b) die Erfahrung des Todes und die Fähigkeit des Lebens miteinander verbunden. »Si vis vitam, para mortem« – wenn das Leben lebensvoll sein soll, muss es durch die Erfahrung des Sterbens hindurchgegangen sein. Der Tod ist die ultimative und nicht mehr bearbeitbare Verlusterfahrung. Sie kann ja nur als Tod der Anderen erscheinen und auch nur so verarbeitet werden, da das eigene Sterben kein Jenseits kennt, es sei denn, religiöse Glaubensvorstellungen springen an dieser Stelle ein. Der eigene Tod kann also nicht betrauert werden, umso mehr aber die vielen Trennungen, die das Leben von der Geburt an bereithält oder erzwingt, die jeden Ablösungsschritt begleiten: vom Abstillen über den Abschied aus der Primärfamilie zum Berufsleben und bis hin zum Todesfall naher Angehöriger. Trauer ist, so betrachtet, kein Sonderfall, also keine Reaktion auf ein besonderes und herausragendes, vielleicht sogar traumatisches Ereignis. Trauer ist Teil des Entwicklungsprozesses, der das ganze Leben über anhält. Jedes Objekt ist in gewissem Sinne ein verlorenes Objekt; die Sehnsucht, die sich im unbewussten Begehren niederschlägt, richtet sich auf die Objekte der Kindheit, auf die Objekte eines sprachlosen Wünschens im Modus der Sprache jener Repräsentation. Ich habe diese Beschreibung, die kompliziert klingt, gewählt, um darauf hinzuweisen, dass unsere Erlebniswelt ja zwingend auf Sprache angewiesen ist, dass Sprache es aber zugleich nicht vermag, vorsprachliche Erfahrungen einzuholen. Schon dadurch zeigt sich, dass die Suche nach der verlorenen Zeit oder den verlorenen Orten und Beziehungen der Kindheit nie an ihr Ende kommen kann. Mit dieser Paradoxie, dass das Begehren sich auf Präsenz, Gegenwärtigkeit, Erfüllung, Totalität und Dauer richtet, obwohl eine Vergegenwärtigung und Stillstellung der Erfüllung befristet ist oder misslingt oder partikulär bleibt, mit dieser Paradoxie ist jede Objektbeziehung beladen. Jacques Lacan hat vom Objekt a, dem imaginären Objekt des Begehrens gesprochen (1996), das nie erreicht, aber immer wieder angezielt oder umkreist wird. Das Objekt wird nicht erreicht, weil durch Einführung des Subjekts in die symbolische Ordnung die Unmittelbarkeit des Beziehungserlebens gebrochen ist. Freilich ist sie auch nie ganz blockiert, daher ist das Bild zutreffend, dass das Begehren das Objekt umkreist, es also nie ganz vereinnahmen, aber sich auch nicht von ihm lösen kann.

Was folgt aus alldem für die Analyse der Trauer? Je besser es gelingt, die zum Lebenszyklus, ja zum Lebensalltag gehörenden Trennungen zu betrauern und den Objekten und sich selbst zu verzeihen, dass die Vollkommenheit, die das Selbst ebenso wie das Objekt auszeichnen soll, bruchstückhaft oder zerbrochen ist, umso besser ist das Subjekt vorbereitet darauf, unverhoffte und erschütternde Verluste zu ertragen. So erklärt sich die Tatsache, dass religiös verwurzelte Menschen durch ihren Glauben Halt finden; denn zumindest die christliche Religion erlaubt in ihrer Glaubensausübung ein beständiges Memento mori.

Die Trauer und der Andere

Wir haben gesehen – dieser Gesichtspunkt hat die Ausführung von Anfang an begleitet –, dass Trauer immer in Beziehung zum Objekt gesetzt werden muss. Trauer ist Trauer um etwas oder um jemanden, und wie gut diese Beziehung differenziert ist, entscheidet schlussendlich darüber, ob der Trauerprozess eingeleitet und vollendet werden kann.

Aber die menschliche umgebende Umwelt, der andere Mensch, ist in einer weiteren Weise bedeutsam. Um auch sprachlich abzugrenzen, wovon ich sprechen will, werde ich jetzt nicht mehr vom Objekt, sondern vom »Anderen« sprechen. Trauer braucht den Anderen, sie braucht einen Rahmen. Einsame Trauer vergrößert den Schmerz oder lässt die Verzweiflung unaushaltbar werden; daher die kulturellen Orte der Trauer, daher die hilfreiche Unterstützung durch das Ritual, das es ermöglicht, den Verlust, der den einzelnen trifft, mitteilbar und teilbar zu machen. Es muss also einen Anderen geben, einen anderen Ort, der nicht aufgeht im Prozess der Trauer. Friedhöfe, die traditionell wie Parks angelegt sind und im jahreszeitlichen Rhythmus die Wiederkehr des Lebens aufzeigen, können solche Orte sein. Auch in dem säkularen Zeitalter (Taylor, 2007), in dem wir zweifelsfrei im europäischen Kulturkreis leben, gibt es noch keinen nennenswerten Ersatz für solche Orte, die die Religionen gestiftet haben. In diesem Zusammenhang ist auch die Anteilnahme bedeutsam, das Bezeugen des Beileids, das eine der wenigen Botschaften bleibt, die immer noch nicht, wenn sie denn schriftlich erfolgt, dem E-Mail-Verkehr anvertraut wird. Es braucht die – wenn auch postalisch vermittelte – persönlich erscheinende Übergabe des Briefes.

> Herr D. ist Mathematiker, er hat in sozialer Abgeschiedenheit einige wichtige Erfolge in seiner privatwirtschaftlich organisierten Tätigkeit erzielt, die ihn wirtschaftlich absichern. Die Kinder sind erwachsen; wie zu allen Menschen in seiner Umgebung ist das Verhältnis zu ihnen freundlich, aber kühl und von Abstand geprägt. Nur zu seiner Frau erlaubt sich der sehr zurückhaltende 60-Jährige eine emotionale Offenheit. Als im Verlauf einer schweren depressiven Erkrankung die Ehefrau plötzlich und überraschend aus dem Leben scheidet, erstarrt Herr D.; er ist offenbar nicht suizidal, aber er wird in seinem Verhalten auffällig. Er schränkt das Essen ein und spricht kaum noch, bleibt ohne jedes Gefühl von Trauer und wirkt wie eingefroren. Unabweisbar wird eine stationäre psychiatrische Behandlung, in der Herr D. einige Monate verbleibt. Er wird geschätzt vom therapeutischen Team, die Therapeuten bieten ihm das Maß an Anteilnahme – und das heißt zunächst einmal bloß einen Teil an gemeinsam verbrachter Zeit – an, das er tolerieren kann. Zunächst bleibt undeutlich, welche der Worte, die gesprochen werden, Herrn D. erreichen. Aber es ist für das therapeutische Team ein bewegender Prozess, ihn allmählich aus der Vereisung auftauen und dann allerdings massiv traurig und verzweifelt werden zu sehen.

Der Erfolg der Trauer

Fragen wir zum Schluss dieses Kapitels nach dem Erfolg des Trauerprozesses. Der französische Philosoph Jacques Derrida vertritt eine radikale Position (1988), indem er die Möglichkeit wahrer

Trauer grundsätzlich verneint. Dazu schreibt er: »Deshalb kann es keine wahre Trauer geben, auch wenn die Wahrheit und der Verstand sie stets voraussetzen« (ebd., S. 55). Wahre Trauer würde nämlich darin bestehen, »das Nicht-Verstehen [zu] akzeptieren, ihm den Platz [zu] lassen« (ebd., S. 54). Trauer wäre also die völlige Anerkennung des Anderen als Anderen, was voraussetzt, dass die Trennung vom Anderen absolut akzeptiert wird, ohne dass sie relativiert wird oder das verlorene Objekt eingemeindet würde in die eigene Denk- und Gefühlswelt.

Dieser Gedanke verstört deshalb, weil er sich gegen die psychologischen Konventionen richtet, von denen auch in dieser Arbeit bisher ausgegangen worden ist. Trauerarbeit dient jedoch gerade dazu, das verlorene Objekt in den eigenen Denkraum zu integrieren, wenn auch als verlorenes. Damit aber – und insofern hat Derrida sicher recht – vollzieht sich in der Trauerarbeit immer wieder ein Prozess der Aneignung, der gegen die Trauer gerichtet ist, wenn unter Trauer die Anerkennung des absoluten Verlusts gemeint ist. Dies mag der Grund sein für den schalen Beigeschmack, den ein Gespräch hat, wenn in ihm vom Vorteil des Todes für den Verstorbenen oder von der Erleichterung für die Überlebenden und Trauernden die Rede ist. Die radikalen Bemerkungen Derridas mögen psychologisch irreleitend sein; sie mahnen aber daran, dass Trauer sich nicht vollständig abrunden und abschließen kann, da sie sich immer an der Unvorstellbarkeit und Unverstehbarkeit des Verlustes als solchen bricht.

Der große Religionsphilosoph Paul Ricœur (1998) hat darum einen anderen Aspekt der Trauerarbeit besonders betont, und zwar das Verzeihen, einen Begriff, den Psychotherapeuten kaum je benutzen. Von allen leichten, unwesentlichen Formen des Verzeihens unterscheidet Ricœur das »schwere Verzeihen«. Das schwere Verzeihen dient, so meint er, nicht dazu, Bilanzen auszugleichen, ein Schuldkonto zu löschen, sondern dazu, »Knoten zu entwirren«, und er beschreibt zwei Knoten. Der erste ist der Knoten der unauflöslichen Konflikte, der unhintergehbaren Auseinandersetzungen. Tatsächlich kommt jede Analyse an solche unauflösbaren und tragischen Konflikte, etwa wenn die Mutter einer später depressiven Patientin diese als Kind, um sie wegen einer lebensbedrohlichen Erkrankung behandeln zu lassen, lange in die Klinik abgeben muss, ein Schritt, der notgedrungen nicht als Rettung, sondern als ein

Im-Stich-Lassen verarbeitet wird. Der zweite ist der Knoten der nicht wieder gutzumachenden Schäden und Verbrechen: Er ist in der Psychotherapie in doppelter Hinsicht wichtig. Er knüpft sich um das Leid, das traumatisierten Menschen angetan worden ist, aber er knüpft sich auch um das, was selbstverschuldet anderen angetan worden ist. Ein bloßes Vergessen verleugnet diese Knoten nur; sie müssen – als Schicksal oder als Schuld – benannt und in ihrer Unauflöslichkeit akzeptiert werden. Erst dann, wenn es der gleichen Patientin möglich ist, den schweren Schädigungen aus der Kindheit ins Auge zu sehen, ohne Vorwürfe zu machen, aber genauso zu sehen, wie viele Menschen sie um der enormen Angst vor Abhängigkeit willen geschädigt hat, erst dann also wird die Trauerarbeit vollendet sein. Ricœur hat dies wunderbar ausgedrückt: »die ungetilgte Schuld akzeptieren; akzeptieren, dass man ein zahlungsunfähiger Schuldner ist und bleibt; akzeptieren, dass es Verlust gibt; an der Schuld selbst Trauerarbeit leisten« (ebd., S. 155). Es macht die Last, aber auch das Privileg der psychotherapeutischen Arbeit mit depressiv gewordenen Menschen aus, an diesen zentralen Zielen unseres Menschseins, trauern und verzeihen zu können, arbeiten zu dürfen.

Eine psychodynamisch begründete Typologie der Depression: Depression als Angst vor dem Beziehungsverlust

In einer die Beziehung in den Mittelpunkt stellenden psychodynamischen Sicht ist es möglich, als ein zentrales Anliegen depressiver Patienten die Angst vor dem Beziehungsverlust zu benennen. Von dieser Angst sind depressive Patienten immer geplagt. Für die Therapie stellt sich unausweichlich die Frage: Kann durch oder in der Therapie das Vertrauen wieder oder neu entstehen, dass Beziehungen tragfähig und haltend sind, dass das eigene Erleben nicht leer und isoliert bleiben muss, sondern sich im Zusammensein mit anderen beleben kann, und dass Trennungen nicht den freien Fall[5] bedeuten? Kann die therapeutische

5 Vgl. den Initialtraum der Analysandin im Kapitel »Zur Psychoanalyse der Depression – eine Kasuistik« (S. 127f.).

Beziehung, deren Bedeutung die Psychotherapieforschung eindrücklich und immer neu erwiesen hat und die in der Behandlung der Depression besonders wichtig ist, eine solche Sicherheit geben und eine Beziehungserfahrung ermöglichen, die haltgebend ist? Kann die Therapie zeigen, dass Trennungen, auch der Abschied am Ende der Therapie, nicht mit einem Absturz identisch sind, sondern dass Beziehungserfahrungen bewahrt werden können? Wir wissen aus der therapeutischen Praxis sehr gut, dass sich der Erfolg von Psychotherapien erst an oder sogar nach ihrem Ende zeigt, wenn klar wird, was von den gemachten Erfahrungen übernommen und ins Alltagsleben transferiert werden kann.

Depressive Störungen sind, das wurde im ersten Kapitel dargestellt, bereits psychopathologisch breit gefächert; »die« Depression gibt es nicht. Selbst wenn wir uns auf Dysthymien beschränken, also auf den Ausschnitt depressiver Störungen, die früher als depressive Neurosen bezeichnet worden sind, gibt es keine Einheitlichkeit. Die Definition der Dysthymie, die das ICD-10 gibt, orientiert sich an formalen und Verlaufskriterien, nicht an Erlebnis- und Erfahrungsinhalten. Betrachten wir aber die Psychodynamik und Beziehungsdynamik depressiver Patienten, so müssen wir Differenzierungen vornehmen, um ihre Beziehungsangst besser verstehen zu können. Dieses Verständnis ist die notwendige Voraussetzung für angemessene therapeutische Interventionen.

Im Folgenden wird eine Typologie von Beziehungserwartungen und Beziehungsängsten bei an Depressionen leidenden Menschen vorgestellt, die es ermöglicht, die Beziehungsangst und die nicht kompensierten Verlusterfahrungen depressiv erlebender Menschen zu differenzieren. Es sollen sechs depressive Erlebens- und Beziehungsmuster beschrieben werden, die eine Gemeinsamkeit verbindet: Der Depressive lebt in der Angst, den anderen zu verlieren; er hat sie durch die Beziehungserfahrungen in seiner Lebensgeschichte erworben, eine Angst, die sein inneres Erleben und damit auch seine realen Beziehungserfahrungen prägt. Depressives Erleben hat damit zu tun, dass die Beziehung zu signifikanten Bezugspersonen als bedroht oder schon als verloren gilt, sodass depressive Menschen unter allen Umständen Beziehungen wahren wollen oder aber an Verlusterfahrungen verzweifeln. Das depressive Grundthema kann also als Sorge um die Erhaltung der Beziehung zum Anderen umschrieben werden. Darin hat Hell (1992) die positive Seite, den Sinn der depressiven Symptomatik gesehen. Die Belastung der Depression sieht er im Verlust: »Die Grundthematik der Depression«, so fasst Hell sehr richtig zusammen, »ist das Abschiednehmen-Müssen, ohne daß der eingetretene Verlust oder die Enttäuschung grundlegender Bedürfnisse schon angenommen werden kann« (Hell, 1992, S. 258).

Wodurch aber im Erleben des Depressiven die Beziehungen gefährdet oder verloren gegangen sind, kann variieren, und diese Variationen stellen die Grundlage für die Typologie dar, die auf verschiedenen früheren Forschungsergebnissen, vor allem aber auf den Konzepten von Gaetano Benedetti (1981) und Herbert Will (1994), aufgebaut ist und die im Folgenden dargestellt wird.

Zu beachten ist auch, wie die sechs zu schildernden Typen aufeinander folgen. Die Reihenfolge ist nicht willkürlich gewählt, sondern folgt einer Systematik. Die Variationen im Erleben des depressiven Grundproblems hängen, wie dies auch schon Rudolf (2000) beschrieben hat, zum einen davon ab, in welches Konflikterleben die Angst vor dem Verlust eingebettet ist, also von der Erlebnisqualität des Objektverlusts. Anders und deutlicher gesagt heißt das: Es macht einen Unterschied, ob das Objekt im eigenen Erleben des depressiv werdenden Menschen als Ganzes verloren geht, ob es sich entzieht, aber noch lebendig vorhanden ist, ob es das Subjekt ablehnt, mit ihm aber verbunden bleibt, usw. Zum anderen wird das Objekterleben von der Fähigkeit der Persönlichkeit abhängen, sich als getrennt vom Anderen und von seinen Wünschen wahrzunehmen, sich in Abhängigkeit zu anderen begeben zu können oder sich zu trennen, um nur einige strukturelle Fähigkeiten zu beschreiben. Mit anderen Worten: Die zu beschreibenden Typen des Verlusterlebens in der Depression lassen sich distinkten, durch die OPD beschreibbaren Mustern von Konflikt und Struktur zuordnen (Arbeitskreis OPD, 2014).

Tabelle 1 stellt die sechs beschriebenen Typen zusammen. Dabei wurden sie umgangssprachlich beschrieben, und zwar so, dass aus dem Erleben des Subjekts heraus das hervorstechendste Merkmal des Objekts bzw. seines Sich-Entziehens anschaulich zusammengefasst und mit einem Wort beschrieben wird.

Weggehen (Trauma)	Verlust des Objekts im engeren Sinn
Sich wegdrehen (»tote Mutter«)	Verlust der Besetzung durch das Objekt
Wegweisen (Liebesentzug)	Verlust der Liebe des Objekts
Wegschauen (fehlende Anerkennung)	Verlust der Anerkennung durch das Objekt
Nicht weglassen (Verwöhnung/Überbehütung)	Verlust der Begleitung der Separation durch das Objekt
Nicht überlassen (fehlende Triangulierung)	Verlust der triangulierenden Funktion des Objekts

Tabelle 1: Was ist »Objektverlust« und was macht ihn unerträglich?

Dem depressiv werdenden Menschen stehen verschiedene Abwehrformen zur Verfügung, um mit diesem Objektverlust umzugehen oder ihn erträglicher zu machen. Wir sind diesen Reaktionsformen schon begegnet, die wichtigsten werden in Tabelle 2 bloß zusammengefasst.

Das Objekt zu halten und zu gewinnen trachten	Leistung, Unterwerfung/ Masochismus, Anpassung
Sich vor dem Objekt schützen	Rückzug, zwanghafte Kontrolle
Ambivalenz dem Objekt gegenüber verhindern	Selbsthass statt Hass
Selbstentwertung/-opferung	Nichtigkeit des Selbst gegenüber dem idealisierten Objekt

Tabelle 2: Wie reagiert das Subjekt in der Depression auf den Objektverlust?

In diesem Konzept also spielen die klinisch so oft im Vordergrund stehenden Merkmale der Zwanghaftigkeit, aber auch der Überangepasstheit, der heftigen Selbsterniedrigung und der massiven Selbstwertzweifel die Rolle von sekundären Stabilisierungsmechanismen. Um den von Mentzos am klarsten eingeführten Gedanken der Funktionalität psychopathologischer Symptome praktisch nutzbar zu machen, können nun die unbewussten Zielsetzungen in der Wahl der Abwehrmechanismen beschrieben werden. Allerdings führen diese Absichten nicht einfach zum Ziel, sondern sie bergen das Risiko in sich, dass sie Teufelskreise einleiten, die das depressive Leiden noch verschlimmern.

Nehmen wir als erstes Beispiel den Rückzug aus den Beziehungen und das Kreisen um sich selbst, dem sich Depressive überlassen. Der Nutzen entspricht einer einfachen Fluchtreaktion: Der in der depressiven Verfassung eingeleitete Rückzug soll von den bedrohlich werdenden Beziehungserfahrungen entlasten. Aber der Teufelskreis, der sich an den Rückzug anschließen kann, ist das Fehlen der für die Selbstbestätigung doch so notwendigen positiven Spiegelung oder narzisstischen Zufuhr, die sich in der Einsamkeit, die zur Isolation wird, immer mehr verstärkt.

Ein anderes Beispiel bilden die introjektiven Abwehrformen; sie dienen auf der einen Seite dazu, das Objekt vor den Angriffen des Selbst zu schützen, aber sie dienen auf der anderen Seite auch dazu, den Verlust des Objekts, weil es als Anderer nicht mehr besetzt wird, weniger spürbar zu machen. Der Nachteil indes liegt auf der Hand: Wenn aus dem Kampf mit dem Objekt durch Introjektion ein Selbstangriff wird, dann wird die Selbsterniedrigung durch introjektive Abwehrmechanismen nur noch stärker.

Im Folgenden werden die sechs Typen der depressiven Objektbeziehungsangst nacheinander vorgestellt und durch ein knapp gehaltenes kasuistisches Beispiel veranschaulicht. Jeder Typus wird einem bestimmten Strukturniveau und einem Konflikt nach der OPD tabellarisch und ohne weitere Erläuterung zugeordnet.

Typus I: Frühe Verlusterfahrungen (»weggehen«)

Bei manchen depressiven Patienten ist es nicht die Gefährdung einer vormals stabilen Beziehung, sondern die Unsicherheit in den Beziehungserfahrungen oder der Mangel an tragenden oder bergenden Beziehungen von Jugend oder Kindheit an, die Angst vor dem Verlust des Anderen machen. Es sind dann gleichsam keine guten Erfahrungskerne gelegt worden, keine vertrauensvollen Beziehungserfahrungen verinnerlicht worden, auf die wir alle uns beziehen müssen, um in Situationen der Einsamkeit oder der Trennung nicht depressiv zu werden (vgl. Mentzos, 1984, 1995).

Sind diese frühen Vertrauenserfahrungen nicht ausgebildet worden, bleibt man in stärkerem Ausmaß darauf angewiesen, dass immer Menschen da sind, die sich kümmern und sorgen, anderenfalls gerät das Selbstvertrauen schnell ins Wanken. In diesem Fall, bei diesem Typus, sind die Beziehungserfahrungen also von vornherein instabil, Trennungserfahrungen können ebenso wie Unstimmigkeiten oder temporäre Beziehungskrisen den bedrohlichen Verlust der Geborgenheit in der Beziehung ankündigen und so zu einer depressiven Dekompensation führen. Um diese Krisen zu vermeiden, werden nahe Beziehungen so lange wie möglich vermieden.

Frau E. wächst in sozial und familiär schwierigen Verhältnissen auf; die Eltern trennen sich in ihrer frühen Kindheit, der Vater verstirbt kurze Zeit später. Die junge Mutter heiratet erneut, als die Patientin eingeschult wird. Die zweite Ehe ist ebenso sehr von Unfrieden und Streit geprägt. In der Pubertätszeit wird Frau E. von sexuellen Angriffen des Stiefvaters bedroht. Sie reagiert durch eine »Flucht nach vorn« und forciert früh ihre Selbstständigkeit. Sie wird aktiv, erlernt mehrere Berufe, gilt als diejenige, die sich immer um andere kümmert, aber selbst keine Bedürfnisse hat. Sie wird gerade dann zum ersten Mal depressiv, als sie einen Freund findet, der ihr das Gefühl gibt, dass sie sich bei ihm anlehnen könnte. Als er sie nach einigen Monaten wieder verlässt, bricht in ihr eine Welt zusammen. Die Flucht in eine forcierte Autonomie, die Umkehr von der passiv sehnsüchtigen in die aktive und pseudounabhängige Haltung können nur eine Zeitlang davor schützen, dass Frau E. eine Sehnsucht nach vertrauensvollen Beziehungen hat, die sie aber nie erlebt hat, sodass sie in ständiger Angst ist, Menschen ihres Vertrauens schnell wieder zu verlieren oder fallengelassen zu werden.

OPD-Einschätzung		
Typus	Konflikt	Struktur
Frühe Verlusterfahrungen (»weggehen«)	Individuation versus Abhängigkeit	Geringe Integration

Typus II: Verlust der Besetzung durch das Objekt (»sich wegdrehen«)

Der zweite, hier beschriebene Typus von Beziehungserwartungen und Beziehungsängsten wird in Anlehnung an die Konstellation der »toten Mutter« beschrieben, die wir weiter oben schon erläutert hatten. Eine Grundlage für diese schwere Beziehungsbelastung bildet ein unvorhersehbares, insofern unter Umständen traumatisches Ereignis in der frühen Lebensgeschichte, die die Aufmerksamkeit der primären Bezugspersonen, die dem Kind durchaus wohlgesonnen und zugeneigt waren, ganz beansprucht und von der Sorge um das Kind abzieht. Im Rückblick stellt sich die Entwicklung als vor dem Ereignis wenig belastet dar. Dann aber wird der Blick der Anderen plötzlich abgelenkt. Das Kind gibt sich selbst die Schuld daran, vermeint, bei sich nach einem Makel, einer schlechten Eigenschaft, einer Verhaltensstörung suchen zu müssen, wodurch diese jähe Abwendung motiviert sein könnte. So fühlt sich das Kind in zweierlei Weise sehr belastet: Es entwickelt die Überzeugung, die Aufmerksamkeit der Anderen nicht verdient und keinen Wert zu haben. Aber es fühlt sich auch schuldig, es sucht nach Anlässen, die es selbst den Bezugspersonen gegeben haben mag, dass diese sich abrupt abgewendet haben. Im späteren Leben ist die Sehnsucht nach haltgebenden Beziehungen groß, aber die Unsicherheit, wie gut es von anderen anerkannt werden kann, macht jede Beziehung außerordentlich prekär. So reagiert der dann depressiv erlebende Mensch in Beziehungen, wenn er denn eine Beziehung einzugehen wagt, auf jedes Anzeichen einer Abwendung mit hoher Sensibilität und noch größerer Intoleranz.

> Frau F. wächst in sozial und familiär geschützten Verhältnissen auf. Die Mutter wird durch eine schwere gesundheitliche Krise ihrer eigenen Mutter, für die sie jahrelang sorgt, während Frau F.s früher Kindheit ganz absorbiert. Frau F. identifiziert sich mit dem beruflich engagierten Vater, der aber real und emotional wenig präsent ist. Frau F. geht kaum je partnerschaftliche Beziehungen ein. Die Depression tritt auf, nachdem sich Frau F. bei einer Wanderung(physisch geringfügig) verletzt.
>
> Frau F. ist in ihren Arbeitsstellen zunächst beruflich immer erfolgreich. Aber sie verliert ihre Arbeitsfähigkeit nahezu voll-

ständig, wenn sich ihre Vorgesetzten – sie sucht sich Betriebe, die von Frauen geleitet werden – aus dem Betrieb oder von ihr zurückziehen. In der Arbeit wendet sie sich ihrerseits ab, die Abwendung äußert sich nicht nur in Hass, sondern auch in einem Nicht-Erledigen basaler Verpflichtungen, die zur Kritik und dem tatsächlichen Fallenlassen durch die Vorgesetzten führen.

In der psychoanalytischen Psychotherapie fällt zunächst der stark ausgeprägte Selbstwertzweifel auf, der manchmal von großer Selbstüberhöhung (Arroganz) abgelöst wird. Im Laufe der Behandlung wird aber in der Übertragung die destruktive Antwort (Drohung mit Beziehungsabbruch) auf jede Form von (nicht berechenbarer, lang angekündigter) Abwesenheit des Therapeuten klar, dass es um die Angst vor der (plötzlichen) Abwendung geht.

OPD-Einschätzung		
Typus	Konflikt	Struktur
Verlust der Besetzung durch das Objekt (»sich wegdrehen«)	Individuation versus Abhängigkeit Selbstwertkonflikt	Geringe Integration

Typus III: Verlust der Liebe des Objekts (»wegweisen«)

Dieser Typus hat Ähnlichkeiten mit dem zweiten Typus der Beziehungsängste und Beziehungserwartungen depressiver Menschen. Die Gemeinsamkeit liegt darin, dass das Objekt, das nicht wirklich verloren geht, sich in irgendeiner Weise entzieht. Es ist zwar da und physisch präsent, aber es ist nicht mehr für das Subjekt, von dem es vermisst wird, vorhanden. Typus II war dadurch gekennzeichnet, dass sich die eigentlich zugewandten und sorgenden Objekte zurücknehmen, weil sie ganz von anderen in Anspruch genommen sind. Bei Typus III liegen die Beziehungsqualitäten auf einer etwas anderen Ebene. Auch hier bleibt das Objekt lebendig, aber es wechselt seine Einstellung zum Subjekt. Es entzieht dem Subjekt nun gezielt seine Liebe. Dadurch wird das Subjekt in seinem Wert für das Objekt infrage gestellt und fühlt sich erniedrigt und herabgesetzt. Statt sich aber zu empören und das Objekt anzugreifen, wird versucht, durch Unterwürdigkeit und Anpassung doch noch die Liebe des Objekts zu erhalten und es umzustimmen.

Frau G. wird depressiv im Rahmen eines schwerwiegenden Ehekonflikts: Der Ehemann teilt ihr mit, dass er eine andere Frau liebt. Frau G. ist in leitender Position tätig und in ihrem Beruf eine sehr kontrollierte, umsichtige und entschlossene Frau. Sie reagiert auf die Mitteilung des Partners verständnisvoll, sie argumentiert gegen die Trennung und will die Beziehung trotz allem fortsetzen.

Sie erscheint unerschütterlich und konstruktiv. Die Depression bricht erst auf, als der Ehemann ihr mitteilt, dass er sie endgültig verlassen werde. Frau G. passt sich in einer Weise, die ihr sonst fremd ist, den Bedürfnissen des Mannes an. Erst als sie bemerkt, dass ihr Ehemann sie nicht mehr liebt und sich emotional zurückzieht, bricht sie zusammen.

In ihrer Lebensgeschichte ist das Verhältnis zur Mutter kennzeichnend, die sie als Kind immer wieder zurückgewiesen hat. Frau G. strengte sich enorm an und machte ihr nie Sorgen, um ihre Liebe zu erhalten.

OPD-Einschätzung		
Typus	Konflikt	Struktur
Verlust der Liebe des Objekts (»wegweisen«)	Unterwerfung versus Kontrolle Versorgung versus Autarkie	Mäßige Integration

Typus IV: Verlust der Anerkennung durch das Objekt (»wegschauen«)

Um den nächsten Typus zu beschreiben, soll auf einige Konzepte der anthropologischen Psychiatrie für die Beschreibung der Melancholie zurückgegriffen werden. Hubertus Tellenbach, der den »Typus melancholicus« beschrieb (1983), spricht vom Merkmal der »Remanenz«, also des Zurückbleibens hinter den eigenen Ansprüchen, unter denen der Depressive leidet. Alfred

Kraus (1977) spricht von »Hypernomie«, also einer übermäßigen Orientierung an Regeln, Gesetzen und Pflichten. Dies gilt auch für viele Patienten mit dysthymen depressiven Störungen. Viele psychoanalytische Forscher haben immer wieder den Aspekt der Überich-Pathologie bei Depressiven betont, also die außerordentlich strenge Gewissensinstanz, mit der depressive Patienten jeden ihrer Schritte begleiten. Diese Beschreibung ist immer noch gültig; die Erklärungsmodelle für diese starke Gewissensbildung allerdings haben sich gewandelt, und zwar genau in der Richtung, die ich einleitend zu charakterisieren versucht habe. Nur von Überich- oder Normenkonflikten zu sprechen, greift zu kurz: Diese Beschreibung ist allein intrapsychisch bestimmt. Aus beziehungsdynamischer Sicht ist die interpersonale Genese dieser Anspruchswelten, die den Einzelnen erdrücken und die Vorstellung wachrufen, für andere untragbar zu sein, zu erhellen. Aus der Beobachtung von Familienstrukturen wissen wir, dass starke Gewissensbildung nicht einfach eine intrapsychische innerseelische Reaktion auf aggressive Impulse ist, sondern dass hierbei die sogenannte »Delegation« (Stierlin, 1975; Lax, 1989) eine Rolle spielt: Kinder, die später depressiv werden, sind an Idealvorstellungen der Eltern gebunden, was die Kinder leisten und erreichen müssen. Für die Patienten bleibt die Überzeugung, dass sie gemessen an dem, was sie sein sollten, nichts sind. Sie beugen sich diesem Ichideal, das ihnen übermittelt worden ist. So entsteht dann das Gefühl, nie zu genügen, es nie recht zu machen, sich Vorwürfe machen zu müssen.

> Frau H. ist intellektuell, vor allem aber auch musisch sehr begabt. Sie beginnt Musik zu studieren. Sie hat aber ständig Zweifel, setzt ihre Fähigkeiten herab, quält sich mit einem unerbittlichen Selbstanspruch. Schließlich bricht sie das Studium ab, beginnt ein Theologiestudium und erkrankt etwa einen Monat später.
>
> In der Familie gibt es ein Ideal, das schon auf die Großeltern zurückgeht: Das Leben muss untadelig, sehr religiös sein, nur der berufliche Erfolg zählt, und der Inbegriff allen Erfolges ist es, Theologe zu werden. Vor allem der Vater leidet selbst unter einem ständigen Insuffizienzgefühl, obgleich er beruflich höchst erfolgreich ist.

Die Tochter wird von beiden Eltern dazu ausersehen, die familiären Lebensideale zu verwirklichen. Sie verinnerlicht diese Forderungen, sie entwertet das, was sie gern tut und was sie kann. Stattdessen unterwirft sie sich den Idealvorstellungen der Eltern, als sie das Theologiestudium beginnt. Aber die äußere Anpassung schützt nicht vor den Selbstzweifeln. In den Therapiegesprächen versteht sie, dass ihr Einsatz nie ausreichen wird, dass sie nie so gut wird sein können, wie die verinnerlichten Ansprüche ihr vorschreiben, wenn sie diese nicht verändert.

OPD-Einschätzung		
Typus	Konflikt	Struktur
Verlust der Anerkennung durch das Objekt (»wegschauen«)	Schuldkonflikt Selbstwertkonflikt	Mäßige Integration

Typus V: Verlust der Begleitung der Separation durch das Objekt (»nicht weglassen«)

Den fünften Typus von Depression könnte man als die Depression der brennenden, unerfüllbaren Wünsche bezeichnen, bei denen ein Begehren nach Versorgung und Zuwendung nicht zu stillen ist, sodass die Patienten immer auf der Suche nach einem befriedigenden und sie ausfüllenden Partner bleiben. Aus der Genese der Patienten, die so als »unersättlich« erscheinen, fällt auf, dass hier die Versorgung nicht gefehlt hat, im Gegenteil, andere Menschen waren immer um die Patienten herum, sie sind eher verwöhnt worden. Diese depressiven Patienten sind manchmal für den Therapeuten anstrengend, wenn er den Eindruck hat, dass sein Angebot immer an einem unerfüllbaren Anspruch gemessen wird, der für den Außenstehenden nicht eigentlich depressiv, sondern anklagend und jammervoll wirkt. Das Problem scheint hier nicht in der Selbstanklage zu liegen, auch nicht im Defizit, sondern in der ständigen Unzufriedenheit mit dem, was angeboten wird.

Durch diesen Typus werden wir auf eine besondere Schwierigkeit von Verwöhnungsgenese aufmerksam. So sehr Trennungserfahrungen und Verlusterlebnisse unerwünscht und bedrohlich wirken können, sie gehören doch zur normalen psychischen Entwicklung unabdingbar dazu. Loslösungsschritte lassen sich in der Entwicklung jedes Menschen auch als Trennungsschritte beschreiben; die im Laufe der Kindheits- und Jugendentwicklung erforderlichen Trennungen führen dann zu einer Stärkung, nicht einer Schwächung der Persönlichkeit, wenn sie maßvoll bleiben, wenn Trennungserfahrungen nicht einbrechen. Sie sind dann nutzbringend, wenn mit ihrer Hilfe ein angemessenes Selbstbewusstsein aufgebaut werden kann, nämlich dass man selbst sich den Schutz, die Fürsorge, die Anteilnahme geben kann, die man zunächst und in der Kindheit von anderen braucht, und dass man darauf bauen kann, dass es bei Verlust eines Menschen auch wieder andere Menschen geben wird, denen man sich persönlich verbinden kann.

Die Patienten, von denen hier die Rede ist, haben lange Zeit die Erfahrung von Trennung nicht machen dürfen; man sieht daraus, dass es fast auf das gleiche herauskommt, ob man – um in einer vom Essen abgeleiteten Metaphorik zu sprechen – mit Nahrung vollgestopft wird oder ob man hungern muss, beide Formen stellen Fehlernährungen dar, die schädigen können.

> Frau I. wächst sehr verwöhnt und behütet auf. Trennungssituationen, die sie ängstigen könnten, werden immer vermieden. Weil sie Angst hat, wird sie während der Primarschulzeit immer begleitet. In ihrer Lehre erlebt die gewinnende junge Frau eine ähnlich familiäre und tolerante Behandlung. Als ihr wegen einer Geschäftsaufgabe gekündigt wird, kann sie es nicht fassen und bleibt arbeitslos.
>
> Sie geht enge Freundschaftsbeziehungen ein, spürt das Verlangen, einmal auch allein wohnen und allein zurechtkommen zu können, fühlt sich aber ganz einsam, wenn der Partner nicht da ist. Dann greift sie zum Alkohol. Alle Bezugspersonen sollen »Beschützer« sein, sie aufmuntern, anleiten und ihr Schwierigkeiten aus dem Weg räumen. Sobald niemand da ist, verliert sie ihre innere Struktur, kann ihre Zeit nicht verplanen und sich nicht aufraffen. Sie leidet selbst an ihren passiven Versorgungswünschen, sie möchte gern allein sein und schafft es doch nicht.

OPD-Einschätzung		
Typus	Konflikt	Struktur
Verlust der Begleitung der Separation durch das Objekt (»nicht weglassen«)	Versorgung versus Autarkie	Mäßige Integration

Typus VI: Angst vor Konflikt und Triangulierung (»nicht überlassen«)

Schon die frühesten psychodynamischen Depressionstheorien (Freud, 1917e; Abraham, 1924) weisen, wie bereits dargelegt, auf die Angst depressiver Menschen hin, im weitesten Sinne aggressiv zu sein. Dies spielt für die bisher geschilderten Typen in wechselndem Ausmaß auch eine Rolle. Bei dem nun zu besprechenden letzten beziehungsdynamischen Typus wird sie wesentlich. Die eigenen durchsetzungsfähigen, expansiven Persönlichkeitsanteile, der Wunsch, zu widersprechen, sich abzugrenzen, sich loszulösen, wird wie ein unerträglicher Angriff erlebt, der deshalb zurückzunehmen ist, weil durch diesen Angriff die Beziehung zum Anderen gefährdet oder – um in den Worten einer unbewussten Fantasie zu sprechen – der Andere durch die Aggressivität geschädigt oder vernichtet werden könnte. Die Bedrohung, den Anderen zu verlieren, kommt den für die eigene Entwicklung notwendigen Impulsen, das Objekt zu wechseln, Erfahrungen zu triangulieren, sich anderen Menschen zuzuwenden, in die Quere. Die Beziehung wird dadurch bewahrt, dass die Triangulierungsanstrengungen zurückgenommen und mit hohen Schuldgefühlen verbunden und die Loslösungsimpulse gegen das eigene Selbst gerichtet werden.

> Frau J. dekompensiert, nachdem sie zum ersten Mal in ihrem Leben eine wichtige berufliche Entscheidung selbst und gegen die Mutter gefällt hat. Die Beziehung zur Mutter ist der Prototyp ihrer Beziehungserwartungen: Die Mutter hat sie mit ihrer Sorge immer verfolgt, ist immer eingesprungen, alles, was sie getan hat, wird von der Mutter gutgeheißen. Immer wenn sie sich vornimmt, sich – sie nennt es »Paukenschläge« – von der Mutter loszureißen und eigenständig zu werden, geht es der Mutter fürchterlich schlecht.

Die Patientin lebt in dem Gefühl, dass die Mutter ohne die fraglose Loyalität der Tochter nicht überleben könne, verzichtet auf die Ablösung und kehrt »in den Schoß der Familie« zurück. Sie wird depressiv, als sie sich einmal durchsetzen will: Die unbewussten Schuldgefühle führen zu einer Selbstentwertung, die Depression führt dazu, dass sie ihren neuen Berufsweg nicht einschlagen kann.

OPD-Einschätzung		
Typus	Konflikt	Struktur
Angst vor Konflikt und Triangulierung (»nicht überlassen«)	Unterwerfung versus Kontrolle Ödipaler Konflikt	Gute bis mäßige Integration

Psychotherapie der Depression

Die Leitlinien

Es ist eine erfreuliche Tatsache, dass die Wirksamkeit der psychotherapeutischen Behandlung Depressiver als erwiesen gelten kann. Sicherlich müssen Dauer, Schweregrad und Phänomenologie der Depression berücksichtigt werden. Aber als grundsätzliche Aussage ist diese Feststellung gültig. Das ist auch die Kernaussage der S3-Leitlinien zur Behandlung der unipolaren Depression, die von der deutschen Fachgesellschaft DGPPN (Deutsche Gesellschaft für Psychiatrie und Psychotherapie, Psychosomatik und Nervenheilkunde e.V.) in Auftrag gegeben worden war. Das S3-Label erhalten Leitlinien dann, wenn sie alle Elemente einer systematischen Entwicklung von Leitlinien durchlaufen haben.[6] Als Vertreter der Deutschen Psychoanalytischen Gesellschaft konnte ich an diesem Leitlinienprozess teilnehmen. 2009 wurde die S3-Leitlinie zur Unipolaren Depression erstmals veröffentlicht und 2015 revidiert. Auf die Ergebnisse dieser Revision werde ich mich im Folgenden stützen (DGPPN et al., 2015).

Entscheidungshilfen, aber keine Richtlinien

Dabei sind vorauslaufend ein paar Einschränkungen zu berücksichtigen. Was in den Leitlinien formuliert wird, kann als Idealvor-

---

6 www.awmf.org/leitlinien/awmf-regelwerk/ll-entwicklung/awmf-regelwerk-01-planung-und-organisation/po-stufenklassifikation/klassifikation-s3.html; Zugriff: 12.06.2017.

gabe für »Standardpatienten« gelten. Leitlinien sind keine Richtlinien, der individuelle Fall ist immer reicher und auch schwieriger als der Standardfall und bedarf der adaptiven Umsetzung der Empfehlungen. Außerdem sind Leitlinien Momentaufnahmen der wissenschaftlichen Erfahrung und der klinischen Praxis, sie werden immer neu angepasst, verkörpern also nicht »die Wahrheit«, sondern den Erkenntnisstand, der gültig ist, wenn sie erstellt werden.

Die Empfehlungen der AWMF-Leitlinien werden in vier Graden ausgewiesen:

A Diese Empfehlungen basieren auf mindestens einer randomisierten kontrollierten Studie von insgesamt guter Qualität und Konsistenz mit direktem Bezug zur Empfehlung. Ihnen *soll* gefolgt werden (»Soll«-Empfehlung).

B Diese Empfehlungen basieren auf gut durchgeführten klinischen Studien, aber nicht auf randomisierten klinischen Studien, mit direktem Bezug zur Empfehlung. Ihnen *sollte* gefolgt werden (»Sollte«-Empfehlung).

0 Diese Empfehlungen basieren auf Berichten von Expertenkreisen oder Expertenmeinungen und/oder der klinischen Erfahrung anerkannter Autoritäten. Ihnen *kann* gefolgt werden (»Kann«-Empfehlung).

KKP Diese Empfehlungen basieren auf guter klinischer Praxis (»Good Clinical Practice Point«) im Konsens und aufgrund klinischer Erfahrung (»Klinischer Konsenspunkt«).

Wirkprinzipien: Gemeinsame Wirkfaktoren von Psychotherapie

Für die Psychotherapie der Depression stehen verschiedene Verfahren zur Verfügung. Die Therapieforschung zeigt, dass ein wesentlicher Teil der Psychotherapiewirkung von den allgemeinen Faktoren ausgeht, die in allen Psychotherapieangeboten mehr oder weniger enthalten sind. Zu diesen gemeinsamen Faktoren zählen:

➢ Wirkfaktor Ressourcenaktivierung: Psychotherapie nutzt zur Problembewältigung vorhandene motivationale Bereitschaften und Fähigkeiten der Patienten.

- Wirkfaktor Problemaktualisierung: Schwierigkeiten werden dem Patienten unmittelbar erfahrbar gemacht. Dazu werden reale Situationen aufgesucht (Verhaltenstherapie), Personen einbezogen, die an den Problemen beteiligt sind (z.B. Familien- oder Paartherapie) und die therapeutische Beziehung mit den in ihr auftretenden Konflikten und Gefühlen wird genutzt.
- Wirkfaktor Problembewältigung: Die Patienten werden darin unterstützt, positive Bewältigungserfahrungen im Umgang mit ihren Problemen im Sinne einer korrigierenden emotionalen Erfahrung zu machen.
- Wirkfaktor motivationale Klärung: Therapien fördern Einsichten in konflikthaftes Erleben und Verhalten.

Diese Faktoren gelten für Psychotherapien allgemein und nicht nur für die Depressionsbehandlung. Aber auch für die Psychotherapie der Depression lassen sich Basisfaktoren identifizieren, die in mehr oder weniger großem Ausmaß in den verschiedenen Therapien realisiert werden:

- aktives, flexibles und stützendes Vorgehen, Vermittlung von Ermutigung und Hoffnung
- empathische Kontaktaufnahme, Aufbau einer vertrauensvollen Beziehung
- Exploration des subjektiven Krankheitsmodells, Klärung aktueller Motivationen und der Therapieerwartungen des Patienten
- Vermittlung eines »biopsychosozialen Krankheitsmodells« zur Entlastung des Patienten von Schuldgefühlen, Selbstvorwürfen und Versagensgefühlen
- Klärung aktueller äußerer Problemsituationen, Entlastung von überfordernden Pflichten und Ansprüchen am Arbeitsplatz und in der familiären Situation
- Verhinderung depressionsbedingter Wünsche nach überstürzter Veränderung der Lebenssituation, Unterstützung beim Erreichen konkreter, erreichbarer Ziele (positive Verstärker)
- Vermittlung von Einsicht in die individuelle Notwendigkeit adäquater Therapien
- Einbezug von Angehörigen, Stärken der Ressourcen
- Ansprechen von Suizidimpulsen, Erarbeitung eines Krisenmanagements

Auch für die Depressionsbehandlung gilt, was in der Psychotherapieforschung schon lange Zeit als wesentlicher allgemeiner Therapiefaktor identifiziert worden ist: Die Qualität der therapeutischen Beziehung ist entscheidend für die Qualität und das Ergebnis der Psychotherapie. Daher formuliert die S3-Leitlinie eine erste Empfehlung, die der therapeutischen Beziehung gewidmet ist:

> *Empfehlung 3-40 | Empfehlungsgrad B*
> »Grundlage jeder psychotherapeutischen Intervention sollte die Entwicklung und die Aufrechterhaltung einer tragfähigen therapeutischen Beziehung sein, deren Qualität in der Regel zum Behandlungserfolg beiträgt.«

Spezifische Psychotherapieverfahren

Psychoanalytische Psychotherapien

In der psychodynamischen Konzeption der Depression spielt – wie wir gesehen haben – die Unfähigkeit, Verluste zu ertragen, eine zentrale Rolle. Mit dem ganzen Spektrum beziehungsorientierter Interventionen kann in der psychoanalytischen Psychotherapie die grundlegende Verlustangst des Depressiven auf ihre unbewusste Motivation hin untersucht und bearbeitet werden. Dieser Aspekt wird überall im Buch weiterverfolgt, deshalb soll die psychoanalytische Psychotherapie hier nicht weiter beschrieben werden.

Kognitive Verhaltenstherapie

Die Verhaltenstherapie depressiver Erkrankungen nutzt die Verstärkerverlusttheorie und die Theorie der erlernten Hilflosigkeit. Erstere beinhaltet, dass ein Mangel an positiver Verstärkung (»Belohnung«) eine depressive Störung verursachen oder aufrecht erhalten kann, und letztere, dass ebendies durch erlernte Hilflosigkeit, also das Erleben der »Nichtkontrollierbarkeit« einer belastenden Situation, geschieht. Antriebsmangel und depressive Stimmung werden negativen Lebenserfahrungen (wie Verlust von nahestehenden Personen, Krankheit, Arbeitslosigkeit, sozialer Isolierung) und dem damit verbundenen Verlust an positiver Verstärkung zugeschrieben. In der Verhaltenstherapie wird zunächst eine individuelle Problemanalyse durchgeführt, aus der dann die therapeutischen Interventionen geplant werden, um das Problemverhalten des depressiven Patienten korrigierend zu verändern und ein verbessertes Problemlöserepertoire zu entwickeln.

Wichtiger und ausgesprochen erfolgreich ist die Kognitive Therapie depressiver Erkrankungen. Sie setzt voraus, dass das Denken Depressiver bezüglich des Selbst, der Umwelt und der Zukunft durch automatische, sich wiederholende negative Gedankenketten (negative Schemata) bestimmt ist, die in belastenden Situationen aktiviert und verstärkt werden. Diese »kognitiven Verzerrungen« sind einseitig, übertrieben negativ, selektiv und willkürlich. Ausgelöst werden sie – darin stimmen psychodynamische und kognitive Konzepte überein – durch Verlusterlebnisse, traumatisierende Ereignisse, Erfahrungen der Nichtkontrollierbarkeit und andere Belastungen. Die kognitive Depressionstherapie will depressive Symptome durch Veränderung der dysfunktionalen Einstellungen und Denkschemata verringern. Der Patient wird angeleitet, seine auf Selbstabwertung beruhenden Selbstkonzepte, Überzeugungen und Gedankenketten sowie deren Verhaltenskonsequenzen zu erkennen, sie auf ihre Angemessenheit hin zu überprüfen und alternative Denk- und Verhaltensmuster auszuprobieren.

Das Cognitive Behavioral Analysis System for Psychotherapy (CBASP) wird für die Behandlung chronischer Depressionen eingesetzt, die bewirken, dass Rückmeldungen und Kontrolle durch die Umgebung nicht mehr ankommen. In der Therapie werden kognitive, behaviorale, interpersonelle und psychodynamische Strategien verbunden, um neue Beziehungserfahrungen zu ermöglichen und durch eine Situationsanalyse Denkmuster und ihre Folgen zu erkennen und zu relativieren, frühere von aktuellen Beziehungsformen zu differenzieren und neue Verhaltensfertigkeiten aufzubauen.

Die Interpersonelle Psychotherapie (IPT) ist ein Kurzzeitverfahren zur Depressionsbehandlung im Umfang von 12 bis 20 Sitzungen, das auf der Grundlage psychodynamischer und verhaltenstherapeutischer Modelle belastende zwischenmenschliche Stressoren (unbewältigte Trauer, Rollenkonflikte, Isolation, familiäre Konflikte) bearbeitet, und zwar unabhängig davon, ob sie Ursache oder Folge der Depression sind. Die Behandlung folgt einem Phasenmodell: In den ersten Stunden erfolgen Aufklärung, Beziehungsanalyse und Problemdefinition, anschließend sollen die neuen Strategien zur Bewältigung erlernt werden und schließlich wird eine Wiedereingliederung in den Alltag vorgenommen.

Gesprächspsychotherapie

Die Depressionsbehandlung in der Gesprächspsychotherapie (GT) folgt den besonderen Therapieregeln von Empathie, Wertschätzung, bedingungsloser Akzeptanz etc. Die Ursache für eine Depression wird in der Diskrepanz von Selbstbild und Selbstideal gesehen, die Selbstabwertung, Schuldgefühle und eine frustrane Suche nach Anerkennung zur Folge hat. Therapeutisches Ziel ist in erster Linie die Korrektur der überhöhten Selbstideale und Beziehungserwartungen.

Eine kurzzeittherapeutische Variante der GT liegt in der Process Experiental Psychotherapy vor, die auf 15 bis 20 Stunden begrenzt ist. Innerhalb dieser Zeit wird auf drei Erlebensberichte fokussiert: übermäßige Selbstkritik, unbewältigte Erinnerungen und unangemessene Verhaltensweisen. In der Therapie wird zunächst der für die jeweilige Person wichtigste Prozess identifiziert und mit spezifischen Interventionen bearbeitet. Während der psychotherapeutischen Sitzungen kommen Veränderungen in Gang, die ihrerseits Veränderungen der depressionstypischen Prozesse ermöglichen.

Empfehlungen zur psychotherapeutischen Akutbehandlung

Die Leitlinie empfiehlt zunächst einmal das »watchful waiting«, das Abwarten; schon das ist bemerkenswert! Nicht sofort muss also eine fach- und störungsspezifische Behandlung angeboten werden, wenn eine leichte Depression diagnostiziert wird; möglicherweise kann die ärztliche Begleitung, zum Beispiel durch den Hausarzt, hilfreich sein.

Empfehlung 3-6_mod_2015 | Empfehlungsgrad 0

»Bei einer leichten depressiven Episode kann, wenn anzunehmen ist, dass die Symptomatik auch ohne aktive Behandlung abklingt, im Sinne einer aktivabwartenden Begleitung zunächst von einer depressionsspezifischen Behandlung abgesehen werden.«

Entscheidend ist die nächste, grundlegende Empfehlung. Sie wertet die Psychotherapie als Behandlungsverfahren enorm auf. Der Reflex, gleich zu einem Antidepressivum zu greifen, wenn eine leichte bis mittelgradige Depression vorliegt, ist mit dieser Empfehlung zumindest einseitig.

Empfehlung 3-43 | Empfehlungsgrad A

»Wenn ein alleiniges Behandlungsverfahren in Betracht gezogen wird, soll bei ambulant behandelbaren Patienten mit akuten mittelschweren bis schweren depressiven Episoden eine alleinige Psychotherapie gleichwertig zu einer alleinigen medikamentösen Therapie angeboten werden.«

Wenn die Depression schwer und akut ist – und auch hier entsprechen die Forschungsergebnisse der klinischen Erfahrung –, ist es geboten, nicht allein auf das Gespräch zu zählen, allerdings auch nicht allein auf die Medikation. Vielmehr sollte beides, das Antidepressivum ebenso wie die Psychotherapie, durchgeführt werden.

Empfehlung 3-11 | Empfehlungsgrad A

»Bei akuten schweren Depressionen soll eine Kombinationsbehandlung mit medikamentöser Therapie und Psychotherapie angeboten werden.«

Psychopharmaka allerdings, und auch das sollte klar sein, sind dann geboten, wenn die Depression mit psychotischen Erlebnissen einhergeht.

Empfehlung 3-44_mod_2015 | Empfehlungsgrad KKP

»Depressive Patienten mit psychotischen Merkmalen sollten in jedem Falle eine medikamentöse Therapie erhalten.«

Effektivität psychotherapeutischer Verfahren bei Dysthymie, Double Depression und chronischer Depression

Die Forschungslage bei der Behandlung von Menschen mit Dysthymien, Double Depression (Kombination aus phasischer Depression und Dysthymie) und chronischer Depression ist leider viel dürftiger. Das mag erneut methodische Gründe haben: Langfristig angelegte Behandlungen sind schwerer zu evaluieren, weil dazu mehr Zeit benötigt wird. Aber andererseits geht es bei diesen Erkrankungen um die in der Lebensgeschichte unter Umständen tief verwurzelten depressiven Haltungen und Einstellungen, die sich in das Erleben des Betroffenen tief eingegraben haben und die deshalb nicht leicht aufzuheben oder aufzuhellen sind. Jede Form der Behandlung wird es daher schwer haben, wenn sie darauf ausgerichtet ist, grundlegende Veränderungen erreichen zu wollen. Die Lage wird in den folgenden Empfehlungssätzen zusammengefasst:

> *Empfehlung 3-45_mod_2015 | Empfehlungsgrad A*
> »Bei Double Depression und chronischer Depression soll der Patient darüber informiert werden, dass eine Kombinationstherapie mit Psychotherapie und Antidepressiva gegenüber einer Monotherapie wirksamer ist.«

> *Empfehlung 3-46_NEU_2015 | Empfehlungsgrad A*
> »Bei Dysthymie sollte eine Psychotherapie angeboten werden.«

Gemessen an der großen Relevanz der Patientengruppe, die mit den Empfehlungen angesprochen wird, klingt der erste Satz sehr lapidar und verdichtet. Was sagt er aus? Dass auch hier die Behandlung nicht einseitig sein und dass der Patient über die besseren Chancen einer Kombinationstherapie aufgeklärt werden sollte. Der 2015 neu hinzugefügte Satz hält fest, dass bei Dysthymie auf jeden Fall eine Psychotherapie angezeigt ist.

Es lohnt, in Bezug auf die Empfehlungen ein wenig ins Detail zu gehen. Für spezifische Subgruppen liegen hinreichende Studienbelege vor, die eine Differentialindikation zur Kombinationstherapie von Antidepressiva und Psychotherapie erlauben, nämlich für schwere depressive Episoden, chronisch depressive Patienten, rezidivierende Depressionen sowie ältere (59–70 Jahre alte) depressive Patienten. Für sie lassen sich statistisch signifikante additive Effekte einer Kombinationstherapie gegenüber einer alleinigen Psychotherapie (bei schweren Depressionen) oder einer alleinigen Pharmakotherapie (bei chronisch depressiven sowie älteren depressiven Patienten) nachweisen (zur Frage des Verhältnisses zwischen Psychoanalyse und Psychopharmakologie vgl. ausführlich Küchenhoff, 2016). Festgehalten werden kann:

> *Empfehlung 3-50_mod_2015 | Empfehlungsgrad B*
> »Bei schweren und rezidivierenden sowie chronischen Depressionen und Double Depression sollte die Indikation zur Kombinationsbehandlung aus Pharmakotherapie und geeigneter Psychotherapie vorrangig vor einer alleinigen Psychotherapie oder Pharmakotherapie geprüft werden.«

Nun hat die Kombination von Psychotherapie und Psychopharmakologie Auswirkungen auf die Mitarbeit der Patienten. Medikamente werden weniger rasch wieder abgesetzt oder nur in guter Absprache mit dem Therapeuten fortgeführt.

> *Empfehlung 3-51_mod_2015 | Statement*
> »Studienergebnisse liefern Hinweise, dass die Compliance (bzw. Adhärenz) bei einer medikamentösen Therapie höher ist, wenn zugleich auch eine Psychotherapie stattfindet.«

Erhaltungstherapie bzw. Rezidivprophylaxe durch Psychotherapie

Depressive Störungen, dies zeigen alle Verlaufsstudien, können häufig rezidivieren. Dieser Gefahr ist nicht nur psychopharmakologisch zu begegnen, auch die Psychotherapie hat einen wesentlichen Einfluss auf die Stabilität des Behandlungserfolgs und auf die Prävention von Rückfällen. Psychotherapie hat, dazu gibt es mittlerweile gute Studien, die Fähigkeit, Rückfälle zu verhindern. Dabei ist es vor allen Dingen wichtig, dass sie bereits in der Akutphase begonnen wird. Psychotherapie unterstützt eben darin, kritische Lebensereignisse zu bewältigen, hilft aber auch dabei, achtsam gegenüber den Auslösern, die depressive Phasen provozieren können, zu werden.

Nun ist auch Psychotherapie nicht kontinuierlich und dauerhaft als Maßnahme sinnvoll. Daher spielt es eine Rolle, wie nachhaltig Psychotherapien auch nach ihrem Ende wirken können. Einzelne Studien zeigen, dass Psychotherapien geringere Rückfallraten als Pharmakotherapien nach der jeweiligen Beendigung der Therapie haben. Es hat sich auch gezeigt, dass die Rückfallprophylaxe durch Psychotherapie, in diesem speziellen Fall durch kognitive Verhaltenstherapie, besser ist, wenn sie alleine angewandt wird, im Vergleich zur alleinigen Psychopharmakotherapie von depressiven Patienten. Die Befundlage ist also eindeutig, die daraus resultierende Empfehlung ist für die psychotherapeutische Versorgung depressiv erkrankter Menschen ausgesprochen wichtig: Psychotherapie ist notwendig, nicht nur in der Krise, sondern auch nach der depressiven Krise, Psychotherapie schützt den Patienten vor allzu häufigen Rückfällen in die Depression.

> *Empfehlung 3-52 | Empfehlungsgrad A*
> »Zur Stabilisierung des Therapieerfolgs sowie zur Senkung des Rückfallrisikos soll im Anschluss an eine Akutbehandlung eine angemessene psychotherapeutische Nachbehandlung (Erhaltungstherapie) angeboten werden.«

Eine Behandlung nach der akuten depressiven Krise soll in solchen Fällen längerfristig erfolgen, wenn Patienten ein hohes Risiko für ein Rezidiv aufweisen. Was freilich unter »längerfristig« verstanden wird, variiert sehr. In Bezug auf die einseitige Tendenz, Psychotherapien immer kürzer zu halten, ist dieser Hinweis, der sich aus der Datenlage der empirischen Forschung speist, von hohem Gewicht.

> *Empfehlung 3-53 | Empfehlungsgrad A*
> »Längerfristige stabilisierende Psychotherapie (Rezidivprophylaxe) soll Patienten mit einem erhöhten Risiko für ein Rezidiv angeboten werden.«

Effektivität von Psychotherapie bei behandlungsresistenter Depression

Was kann und was soll der Therapeut tun, wenn eine Behandlung mit Psychopharmaka nicht anschlägt? Behandlungsresistenz in der Pharmakotherapie ist so definiert, dass sich der Zustand von Patienten trotz mindestens zwei unterschiedlicher, adäquat dosierter Antidepressiva aus verschiedenen Wirkungsstoffklassen nicht gebessert hat. Die Studienlage für den Einsatz von Psychotherapie bei behandlungsresistenter Depression ist dürftig und erlaubt keine ganz sicheren Aussagen. Dennoch empfiehlt die Leitlinie Psychotherapie auch bei therapieresistenter Depression.

> *Empfehlung 3-54* | *Empfehlungsgrad B*
> »Bei pharmakotherapieresistenter Depression sollte den Patienten eine angemessene Psychotherapie angeboten werden.«

Zusammenfassung

Der Befund, der in den S3- und nationalen Versorgungsleitlinien zur Therapie der unipolaren Depression festgehalten ist und der nicht nur für Deutschland gilt, ist eindeutig: Die Psychotherapie hat einen wesentlichen Stellenwert in der Behandlung der Depression. Für viele klinisch Tätigen mag diese Schlussfolgerung fast lächerlich klingen, weil sie doch nur bestätigt, was der verantwortungsvoll handelnde Therapeut ohnehin ständig in seiner Praxis erfährt. Aber die Befunde sind natürlich keineswegs überflüssig. Die Leitlinien sind auf der Grundlage eines gemeinsamen Grundkonsenses zwischen zahlreichen Fachverbänden entstanden. Auch wenn sie keine Richtlinien sind und ständig korrigiert werden können, so kann an diesen Aussagen doch nicht vorbeigesehen werden: Psychotherapie gehört zu den basalen Grundlagen der Depressionsbehandlung und kann nicht übergangen werden. Dabei ist es eben auch wichtig zu sehen, dass nicht nur in der Akutphase, sondern auch darüber hinaus die Psychotherapie bedeutsam ist. Diese Befunde sind nicht nur für den Kliniker wichtig, sondern auch für die Krankenversicherer – gerade in einer Zeit, in der die Gefahr besteht, dass psychotherapeutische

Leistungen, gerade wenn sie länger dauern, schrittweise reduziert werden.

Auf der anderen Seite dürfen Leitlinien nicht überschätzt werden. Da sie sich so eng an einen Forschungskatalog anlehnen, der Einseitigkeiten enthält, ergeben sich Diskrepanzen zwischen klinischer Erfahrung und den Forschungsbefunden. Diese Diskrepanz ist dann gut, wenn sie eine Initiative zur besseren Erforschung auch psychotherapeutischer Verfahren darstellt. Sie wird nur lähmen, wenn systematisch bestimmte Behandlungsformen unterbewertet werden.

Die psychoanalytische Psychotherapie der Depression

Nachdem im letzten Kapitel die allgemeinen psychotherapeutischen Voraussetzungen beschrieben worden sind, die wichtig für die Behandlung depressiver Menschen sind, werden im Folgenden die spezifisch psychoanalytischen Anforderungen herausgearbeitet.

Die übertragungsbezogene Arbeit mit depressiven Menschen

Es ist selbstverständlich und wird daher nicht weiter erläutert, dass die psychoanalytischen Psychotherapien die Arbeit in und an der therapeutischen Beziehung in den Mittelpunkt der therapeutischen Arbeit stellen. Nun haben wir aber gesehen und in den vorausgegangenen Kapiteln immer neu betont, dass es gerade die Beziehung ist, die für depressiv erlebende Menschen besonders verletzbar und gefährdet ist, weil sie immer von der Erfahrung des Abschieds oder Verlusts, der nicht oder nicht richtig verarbeitet werden kann, beeinflusst ist. Dieser Verlusterfahrung kann, wenn mithilfe von Übertragung und Gegenübertragung gearbeitet wird, nicht ausgewichen werden. So stellt sich die Frage, wie der Psychoanalytiker mit dieser in den unterschiedlichen Weisen oder Typisierungen auftretenden Verlustthematik umgehen soll. Welche Voraussetzung muss die therapeutische Beziehung erfüllen, um den Verlust repräsentieren und bearbeiten zu können?

Nun sollen die Beziehungsqualitäten, die es ermöglichen, dass Verluste einerseits wahrgenommen, andererseits repräsentiert und verarbeitet werden, näher beschrieben werden Es sind dabei zwei Beziehungen zu unterscheiden: die Beziehung zum Objekt, das mit dem Verlust selbst verbunden ist, also beispielsweise mit dem Verstorbenen, dessen Tod eine Depression auslöst, auf der einen Seite – nennen wir es abgekürzt »das verlorene Objekt« – und die Beziehung zu den Menschen, die einen Rahmen zur Verfügung stellen, der Trauer ermöglicht, auf der anderen Seite – sprechen wir wiederum abgekürzt von einem »strukturierenden Objekt«. In entwicklungspsychologischen Kontexten wird oft die Mutter als ein Beispiel für das erste Objekt genannt, von der es sich zu lösen gilt, für das zweite dann der Vater, der bei der Ablösung durch das Zur-Verfügung-Stellen einer Struktur hilft.

Die melancholische Objektbeziehung steht unter dem Bann des Objekts und ist durch die Unmöglichkeit, sich vom verlorenen Objekt zu lösen, geprägt. Das war die – bereits ausführlich beschriebene – bahnbrechende Einsicht der Freud'schen Melancholie-Arbeit (1917e), nämlich dass sich eine hohe Ambivalenz gegenüber dem verlorenen Objekt darin auswirkt, dass es nicht verabschiedet werden kann. Das Verhältnis zu ihm wird stattdessen durch eine Identifizierung verewigt: Statt das verlorene Objekt, mit dem ich noch manche Rechnung offen habe, anzuklagen, klage ich mich selbst an. Dann aber ist es unmöglich, zwischen sich selbst und dem verlorenen Objekt einen Erfahrungsraum zu stellen oder aufzubauen, der es ermöglichte, Erfahrungen zu repräsentieren, in den eigenen Verstehensraum zu integrieren, die melancholische Verfassung in eigene Gedanken überzuführen. Es braucht also ein Gegenüber, um die unvermeidlichen Trennungs- und Verlusterfahrungen integrieren zu können. Und dieses Gegenüber, der Analytiker in der Therapie, darf – das ist ein nächster wesentlicher Punkt – nicht zu fern, aber auch nicht zu nah sein. Es braucht eine Nähe in der Distanz des Objekts oder eine Distanz in der Nähe zum Objekt, um Verlust- und Mangelerfahrungen verarbeiten und integrieren zu können. Anders können keine guten Erfahrungskerne angelegt, keine vertrauensvollen Beziehungserfahrungen verinnerlicht werden, auf die später rekurriert werden kann, um in Situationen der Einsamkeit oder der Trennung nicht mehr depressiv zu werden.

Konnte der depressive Mensch in seiner Lebensgeschichte keine frühen Vertrauensbeziehungen aufbauen, bleibt er später und auch in der Therapie darauf angewiesen, dass der Therapeut immer da ist, sich immer kümmert und sorgt, anderenfalls gerät das Selbstvertrauen schnell ins Wanken.

Der Psychoanalytiker Georg Bruns fasst eine langjährige psychoanalytische Behandlung eines depressiven Patienten so zusammen: »Das Modell der versiegten Affektspiegelung korrespondierte hervorragend mit meiner Gegenübertragung. Ich spürte bei ihm [dem Analysanden, J. K.] ausgeprägte Bedürfnisse nach Kontakt, fortbestehender Verbindung und existenzieller Anerkennung bei gleichzeitiger Angst davor, abgelehnt oder gar nicht erst wahrgenommen zu werden, ein Konflikt, wie er zeitweise die Beziehung zur Mutter bestimmt hatte. Die vornehmliche therapeutische Aufgabe war dabei, die übertragenen Zweifel des Patienten, dass er für den Analytiker als signifikanter Anderer existiere, zu überwinden« (2005, S. 840).

Auch Trennungserfahrungen in der Therapie, etwa Krankheiten des Therapeuten oder Ferienunterbrechungen, können ebenso wie Unstimmigkeiten oder temporäre »Beziehungskrisen« im eigenen Erleben den bedrohlichen Verlust der Geborgenheit in der Beziehung ankündigen und so zu einer depressiven Erschütterung führen. Um diese Krisen zu vermeiden, kann es passieren, dass auch zum Therapeuten eine nahe Beziehung vermieden oder die Nähe in der Beziehung zurückgenommen wird.

Kurz: Der Therapeut stellt sich als das »verlorene Objekt« zur Verfügung, er kann gar nicht anders, wenn er Übertragungsbeziehungen sich entwickeln lässt.

Aber der Analytiker geht in der ihm übertragenen Rolle des »verlorenen Objekts« nie auf. Er ist zugleich strukturierendes Objekt; er hilft dabei, einen Erfahrungsraum aufzuspannen, in dem auch schmerzhafte Erfahrungen bedacht und empfunden, schließlich auch verarbeitet werden können. Freud sprach in einer entwicklungspsychologischen Perspektive von dem »Vater der persönlichen Vorzeit« (1923b, S. 258). Er steht exemplarisch für jede Figur des Dritten und der Triangulierung. Erst ist dieses dritte Element die dritte Person: der Vater, der die Trennung von der Mutter erträglich macht, die Mutter, die die Abwesenheit des Vaters verstehen hilft. Später wird, wenn alles gut geht, das

Dritte Teil der psychischen Struktur. Jede Trauer setzt eine Triangulierung voraus; nicht im Schmerz unterzugehen, den Verlust anzuerkennen, das setzt eine zumindest basale Möglichkeit voraus, sich von den eigenen Emotionen zu distanzieren, von ihnen nicht überwältigt zu werden.

In jeder psychoanalytischen Behandlung der Depression wird es also in der einen oder anderen Weise darum gehen, das Abschiednehmen zu begleiten. In der psychoanalytischen Psychotherapie ist dabei die Triangulierung in der Übertragung wichtig. Will sich der Therapeut empathisch auf den Depressiven einstellen, so muss er sich den depressiven Stimmungen öffnen, er muss sich von ihnen ergreifen lassen, ohne von ihnen fortgetragen zu werden. Schon das ist eine Triangulierung: Die depressive Stimmung kann und darf nicht verharmlost werden, sie muss vielmehr geteilt werden, sie muss mit-geteilt werden dürfen, freilich mit dem Ziel, sie einzuordnen und zu bearbeiten. Aber es geht in einem noch spezifischeren Sinn um die Triangulierung. Es ist Aufgabe des Therapeuten, zugleich verlorenes Objekt und strukturierendes Objekt sein zu können; er kann auf die Wiederkehr der im Erleben des depressiven Menschen wesentlichen Objektbeziehungen in der therapeutischen Beziehung achten, ohne sich von ihnen einwickeln zu lassen; er hat ein Auge darauf, ob der Patient jede Form der aggressiven Auseinandersetzung mit ihm vermeidet, keine Enttäuschung am Therapeuten äußern darf, während die Selbstanklagen sich steigern; ob seine therapeutische Arbeit anerkannt werden kann oder gleichsam wie ein Tropfen auf dem heißen Stein der unerfüllten Erwartungen verpufft, und er beachtet schließlich auch, ob die Worte, die er spricht, überhaupt ausreichen, um eine basale Grundsicherheit für den Depressiven zu gewährleisten, oder ob es sichtbare Zeichen der Unterstützung braucht, damit die Nähe eines empathischen Anderen überhaupt gespürt werden kann. Indem er darauf achtet, wo Abschied, Enttäuschung und Verlust als Themen in der therapeutischen Beziehungen spürbar werden, wird er zum verlorenen Objekt oder umgekehrt zu dem Objekt, dessen Infragestellung vermieden werden muss. Indem er seine Gefühle registriert und die Gefühle des Patienten anspricht, wird er zum strukturierenden Objekt, das es erlaubt, eine Sprache zu finden, die aus der Melancholie Trauer werden lässt.

Wann ist die therapeutische Arbeit an der Beziehung verfrüht? Nun bleibt zu berücksichtigen, wann ein depressiver Patient in der Lage ist, sich einer differenzierten psychoanalytischen Arbeit im engeren Sinne, so wie sie im ersten Abschnitt angedeutet worden ist, zu stellen. Die schwere akute depressive Dekompensation, die unter Umständen mit einem somatischen Syndrom und sogar mit psychotischen Erlebnisweisen einhergeht, stellt ein Warnsignal dar, die depressiv gewordene Person nicht zu überfordern. Diese Überforderung kann verschiedene Formen annehmen, von denen einige herausgegriffen und beschrieben werden sollen:

- Erkenntnis als Schuld: In der schweren Depression ist die Bereitschaft, sich selbst zu bezichtigen, sehr groß. Introjektive Verarbeitungsformen neigen rasch zur Intrapunition, zur Selbstbestrafung. Deutungen, die ja darauf abzielen, die aktive Wurzel im depressiven Geschehen, das Subjekt in der Symptombildung herauszuarbeiten, mit dem Ziel, die »agency«, das Gefühl von Selbstwirksamkeit wieder zu installieren, gehen dann schief, wenn sie nicht das Bild des handlungsfähigen Selbst, sondern das Bild des sich verfehlenden, selbst die Katastrophe heraufbeschwörenden Selbst stimulieren.
- Deutung als Beziehungsverlust: Die mit der schweren depressiven Krise verbundene Verfassung einer großen Hilflosigkeit ist – wir haben es mit Mentzos schon mehrfach betont – mit einer Funktionalität oder, anders gesagt, mit einer Beziehungsaussage oder einem Appell verbunden, der sich ganz einfach so übersetzen ließe: »Ich bin am Ende meiner Kraft, ich brauche Deine handelnde Fürsorge, weil ich nicht mehr für mich sorgen kann. Ich kann die Erfahrung des Verlusts, die mein Erleben ausmacht, im Moment nicht ertragen. Sie soll sich nicht wiederholen. Daher brauche ich das Objekt, das mich ruhig werden lässt und dadurch ›stillt‹.« Dann ist es angemessen, handelnd einzugreifen, Schonzonen – zum Beispiel in der stationären Behandlung – zu schaffen, die es ermöglichen, Alltagsanforderungen, zu denen auch Beziehungsansprüche gehören, temporär abzublenden. Für die gemeinsame Beziehungsanalyse lässt sich in diesen Situationen kein tragfähiger Übergangsraum auf-

spannen. Eine reflektierend-deutende Tätigkeit wird dann möglicherweise nicht als Hilfe, sondern als Abweisung oder Abwendung missverstanden.

- Beschleunigung der Therapie als Ungeduld und Abweisung: Sicher, es ist richtig und möglich, die Verfassung eines Menschen in der schweren Depression, der stationär behandelt wird, als Regression zu bezeichnen. Wichtig ist es, die Regression als Tätigkeit in der Objektbeziehung zu beschreiben. Dann wird das präsente, das eben gerade nicht verlorene Objekt beschworen. Sich versorgen zu lassen, zumindest die äußeren Ansprüche durch ein temporäres Ausklinken aus dem Alltag zu reduzieren, das ist der Appell an ein wunscherfüllendes Objekt – und es ist bereits ein erster therapeutischer Erfolg, wenn diese nicht als erfahrene, aber erwünschte und daher idealisierte Objektbeziehung überhaupt zugelassen werden kann. Wenn dann im Zuge dieser »Regression« die Symptomatik abklingt, neigen viele klinischen Institutionen, angetrieben von Bettendruck und zunehmend einschränkenden Finanzierungsbedingungen, dazu, die Behandlung zu beschleunigen, weil es dem Patienten doch augenscheinlich besser geht. Das aber kann eine Krise hervorrufen. Suizide in dieser Phase einer symptomatischen Besserung, wenn sich also der Patient traut, die Symptomatik in gewissem Umfang abzubauen, unter dem Schutz einer versorgenden Umgebung, sind nicht selten, und sie überraschen die Teams in besonderer Weise – dabei haben sie damit zu tun, dass das idealisierte, versorgende Objekt sich zu schnell zurückzieht und die so vertrauten, aber verheerenden Bilder des verlorenen Objekts stimuliert.

Typenspezifische Behandlungsfoki und methodensynergistische Psychotherapie

Typenspezifische Behandlungsfoki

Ausgangspunkt der folgenden Ausführungen ist die bereits dargestellte Typologie, die das depressive Objekterleben bzw. die

Spielarten des Objektverlusts differenziert hat. Die sechs geschilderten Typen hatten eine Gemeinsamkeit, das für Depressionen und Dysthymien verbindende Grundthema, das als Sorge um die Erhaltung der Beziehung zum Anderen umschrieben werden kann. Wodurch die Trennung vom Anderen, der Verlust einer Beziehung zu beängstigend oder bedrohlich wird, kann variieren. Um diesen Varianten gerecht zu werden, wurden sechs Typen unterschieden.

Diese Typologie dient nicht nur der Deskription; sie hat therapeutische Konsequenzen. Denn die spezifischen Beziehungserfahrungen müssen in und durch die Therapie bearbeitet werden. Wirkungsvoll ist vor allem, die Beziehungsmuster überhaupt zu erkennen, um sie überschreiten zu können. Daraus ergibt sich aber auch: Wenn die Depression um die Frage der Bewahrung von Beziehungen, etwa von versorgenden Beziehungen, kreist, ist es kein Wunder, dass die therapeutische Beziehung als eine Modellbeziehung für die Depressionstherapie besonders wichtig ist. Im therapeutischen Umgang mit depressiv Kranken stellen sich folglich für alle, nicht nur für die psychodynamisch ausgerichteten Therapeuten, besondere Aufgaben, die damit zu tun haben, dass die Beziehungsmuster erkannt werden, ihnen aber nicht einfach gefolgt wird:

- Will sich der Therapeut empathisch auf den Depressiven einstellen, so muss er den depressiven Stimmungen ein Stück standhalten, er muss sich von ihnen ergreifen lassen, ohne von ihnen fortgetragen zu werden.
- Gerade die depressiven Patienten, die unter starken Selbstentwertungen leiden, können den Therapeuten dazu verführen, selbst das Vertrauen in die prospektiven Möglichkeiten des Patienten zu verlieren; auch von diesen Selbstzweifeln des Patienten darf er sich nicht anstecken lassen.
- Der Therapeut muss eine richtige Balance finden, er wird rasch in die Rolle desjenigen kommen, der idealisiert wird, der von den an der Oberfläche oft gefügigen depressiven Patienten verehrt wird; er wird sich dann aufgefordert fühlen, viele, vielleicht zu viele Aufgaben zu übernehmen, zu schützen und zu versorgen. Oder er spürt den Anspruch und die Idealisierungstendenz und wird im Gegenzug zu abstinent, zu kühl, zu entfernt. Beiden Versuchungen darf er

nicht erliegen, er muss vielmehr diese Gegenübertragungseinstellungen reflektieren.

- Gleichviel, ob er die in der Therapeut-Patient-Beziehung erspürte Übertragung aufgreift und in ihr arbeitet, was die Stärke psychodynamischer Therapieansätze ist, oder ob er die Beziehungsmuster der aktuellen Lebensgegenwart der Patienten bearbeitet, was die Interpersonelle Psychotherapie in der Depressionsbehandlung tut, wichtig ist die Arbeit am Beziehungsverhalten und am Beziehungserleben der Patienten.

Für die sechs angegebenen Typen ergeben sich besondere therapeutische Aufgaben, die nun zusammengefasst werden, ohne dass diese verdichtete Darstellung den Anspruch auf Vollständigkeit hätte.

Patienten mit schweren Verlusterfahrungen in der Lebensgeschichte (Typus I) empfinden eine starke Sehnsucht nach einem Anderen, der endlich ganz für sie da ist, sie suchen ihn auch im Therapeuten, und es bedarf einer gewissen Beharrlichkeit, dieser »Verführung« nicht zu unterliegen. Denn der Therapeut würde eine Illusion provozieren, so als wäre es ihm möglich, die Traumata auszugleichen. Außerdem würde er eine schwer auflösbare therapeutische Abhängigkeit schaffen. Wesentlich ist hier, dass der Therapeut die Verarbeitung der bisher zu schmerzhaften Verlusterfahrungen, also die Trauerarbeit, ermöglicht. Er muss dafür den schützenden Rahmen bieten, den der Patient braucht, und damit natürlich eine neue Erfahrung ermöglichen, ohne aber die Verluste selbst ausgleichen zu wollen. Gerade bei diesen Patienten ist es wichtig, Platz für Trauerarbeit zu geben, ohne selbst in die Trauer zu sehr einbezogen und von ihr angesteckt zu werden.

Wenn die Objektbeziehung dadurch gefährdet erlebt wird, dass der Verlust der Besetzung durch das Objekt (»sich wegdrehen«) befürchtet wird (Typus II), wird der Therapeut in seinen Beziehungsangeboten und seinem Beziehungsverhalten besonderen Prüfungen unterzogen. Der Argwohn, dass etwas an seinem Verhalten darauf hinweisen könnte, dass er nicht mehr an der Therapie und an seinem Patienten interessiert sein könnte, dass andere ihm wichtiger werden könnten, dominiert dann das Beziehungserleben. Der Therapeut muss damit rechnen, dass die

Behandlung abrupt beendet wird oder dass zumindest Stunden ausfallen können, und zwar als Reaktion darauf, dass er krank oder in den Ferien oder sonst wie verhindert war. Denn alle diese Abwesenheiten werden als Ausdruck dafür gesehen, dass er die Besetzung radikal von seinem Patienten abgezogen hat – und diesem schrecklichen Ohnmachtserleben entzieht sich der Patient insbesondere durch einen seinerseits eingeleiteten Beziehungsabbruch.

Wir hatten bereits gesehen, dass Patienten, die den Verlust der Liebe des Objekts fürchten, sich in besonderer Weise unterwerfen und anpassen (Typus III). Das gilt auch für die therapeutische Beziehung. Hier kann für den Therapeuten eine manchmal schwer zu erkennende Falle entstehen: Er setzt sich besonders für seinen Patienten ein, lässt sich dazu verführen, ihn anzuleiten und mit ihm zusammen aktiv das Leben neu zu planen. Dann wird sich der Patient anpassen, er unternimmt die Entwicklungsschritte, die der Therapeut ihm nahelegt, er gedeiht auch unter dieser »Anleitung«, aber zugleich bleiben zwei Dinge während der Therapie rätselhaft: Der Patient ist, bei aller offensichtlich verbesserten Lebensbewältigung, nicht wirklich glücklich, er kann seine pflichtgemäß und in Unterwerfung unter die (vermeintlichen oder tatsächlichen, aber unreflektierten) Wünsche des Therapeuten erzielten Erfolge nicht wirklich genießen, weil er sie nicht als »eigen« empfinden kann. Außerdem – das kann dem Therapeuten ebenfalls rätselhaft erscheinen – wird er die Therapie nicht beenden können, immer wird es noch etwas geben, das ihn an den Therapeuten bindet.

Die Selbstanforderungen der Patienten, die sehr hohe Ichidealforderungen haben (Typus IV), sind meist ichsynton, sie werden nicht problematisiert. Diese Ansprüche gelten als Gesetze, die nicht zu hinterfragen sind. Der erste therapeutische Schritt liegt folglich darin, die idealen Selbstvorstellungen überhaupt fragwürdig oder ichdyston werden zu lassen, um einen Freiraum dafür zu schaffen, den Gedanken zu wagen, dass diese Forderungen vielleicht nicht die einzig möglichen und vielleicht nicht einmal genuin die eigenen sind. Die hohen Selbstanforderungen stecken an, der Therapeut muss der Versuchung widerstehen, selbst ein sehr anspruchsvoller oder idealer Therapeut zu werden. Schließlich kann die Therapie es ermöglichen, die zum Gesetz erhobenen Forderungen wieder zu repersonalisieren, sie auf die Wünsche wichtiger Bezugspersonen zu beziehen. Diese Arbeit an der Familienpathologie oder der Familiendynamik, die in der Einzeltherapie ebenso wie im Kontext von Familiensitzungen durchgeführt werden kann, kann außerordentlich hilfreich sein. Denn zumeist werden die Patienten entdecken, dass ihre Eltern Wünsche an sie delegierten, die diese selbst nicht erfüllen konnten, sondern die Idealvorstellungen der Eltern entsprechen.

Die Form der Depression, die mit unerfüllbaren Versorgungswünschen (Typus V) einhergeht, führt am häufigsten zu ablehnend-aggressiven Gegenübertragungsreaktionen. Verwöhnung gilt oftmals nicht als ernst zu nehmende Entwicklungspathologie, sondern als Unart, und führt zu Reaktionen der Art: »Das verwöhnte Kind fasse ich nun besonders hart an.« Außerdem lösen Menschen, denen alle Steine aus dem Weg geräumt werden, auch viel Neid aus, mit dem man auch als Therapeut umgehen muss. Schwierig, aber wichtig ist es, die Kränkungen durchzuarbeiten, die in der Therapie selbst entstehen: Der Therapeut ist nicht immer zur Verfügung, er geht in Urlaub, er ist nicht immer mit allumfassender Aufmerksamkeit in den Stunden präsent. Er wird aufmerksam darauf bleiben müssen, wo solche manchmal nur minimale »Abwendungen« Gegenreaktionen, bis hin zum Therapieabbruch, hervorrufen. So wird die Integration des Verlusterlebens eine Aufgabe sein, die vornehmlich in der therapeutischen Beziehung geleistet werden kann.

Steht die Aggressionsthematik im Rahmen vermiedener Konflikte um eine Beziehungstriangulierung im Vordergrund (Typus IV), so ist der behutsame Umgang mit den verdrängten aggressiven Seiten der Persönlichkeit wichtig. Deutungen können hier leicht als Entlarvung verstanden werden, was die Abwehr oder die Schuldgefühle nur verstärken würde. Wie eigentlich jede Deutung, kann hier nicht nur der Impuls, sondern muss zugleich die Abwehr thematisiert werden, das heißt auch die in der Zurückhaltung aggressiver Strebungen liegende Rücksicht auf die Beziehung. Es macht einen Unterschied, ob ein depressiver Patient »eigentlich sind Sie aggressiv gegen mich« entgegengeschleudert bekommt oder ob der Therapeut ihm sagt: »Sie schonen mich und muten mir Kritik und Angriffe nicht zu, weil Sie befürchten, ich könnte zerbrechen, wenn Sie zu heftig mit mir umgehen.« Die aggressive Thematik äußert sich bei depressiven Patienten oft in der Hemmung expansiver und autonomer Strebungen. Die Gefahr liegt weniger darin, dass der Therapeut sie kritisieren wird, sondern vielmehr darin, dass er zu sehr drängt und stimuliert; aus »fördern« wird dann »fordern«. Diese – dem Therapeuten oft unbewusste – Überstimulierung macht Angst. Sicherlich aber ist die Entlastung von Schuldgefühlen wesentlich, die nicht durch gutes Zureden oder durch den Versuch, alte Gewissensinhalte durch neue zu ersetzen, zustande kommt, sondern indem die schuldhaft erlebte Aggressivität den Patienten selbst in ihrer Genese, ihrem Sinn verständlich wird.

Methodensynergismus der Therapieverfahren

Ohne Frage, der Markt der Psychotherapien hat sich enorm erweitert. Es sind nicht nur die psychodynamischen Verfahren, sondern auch die von der Verhaltenstherapie abgeleiteten Therapieformen, die sich für die Behandlung depressiver Störungen anbieten und sich in der empirischen Forschung als wirksam erweisen. So ergibt sich die Frage, wie sich therapeutische Ansätze zueinander verhalten und ob bzw. in welcher Form sie miteinander verbunden eingesetzt werden können. Das gilt besonders für stationäre Behandlungen, in denen ohnehin eine Mehrzahl von Therapeuten mit in der Regel uneinheitlichen Konzeptionen auf den Patienten einwirken. In diesen Kontexten stellt sich immer wieder die Frage, wie verschiedene Therapieformen miteinander angewendet werden können: Werden Elemente der Therapien so miteinander verbunden, dass eine neue »integrative« Therapie entsteht, oder werden sie nebeneinander gesetzt, ohne dass es viele Berührungspunkte gibt?

Meines Erachtens empfiehlt es sich, sehr vorsichtig und achtungsvoll mit dem Begriff »Integration« umzugehen. »Integer« heißt »rein«, aber auch »neu«. Von Integration können wir sprechen, wenn aus der Kombination einzelner Elemente ein genuin neuer Ansatz, etwas in sich Unverkennbares entsteht. In der Psychotherapie sind wir davon weit entfernt. Vielleicht wird in Zukunft wirklich eine Metatheorie aufgebaut, die die Verhaltenstherapie, die ja schon längst keine mehr ist, sondern eine kognitive Therapie, und die Psychoanalyse, die in ihrer strukturbezogenen oder mentalisierungsbezogenen Anwendung längst die Kognition entdeckt hat, miteinander theoretisch verzahnt. Aber gegenwärtig ist es wahr, dass die kognitive Therapie keine sinnvolle theoretische Vorstellung vom Unbewussten hat und daher auch nicht von Übertragung reden kann, obwohl dies immer wieder geschieht. Ebenso ist wahr, dass die Psychoanalyse viele Anwendungsfelder, etwa bei schweren psychiatrischen Störungen in der Suchttherapie, nicht ausreichend entwickelt hat. Bis wir also wirklich eine allgemeine Psychotherapie haben, brauchen wir unterscheidbare Therapiekonzepte, die nebeneinander in der Praxis eingesetzt werden und dabei erkennbar bleiben müssen, damit der Therapeut weiß, was er tut. Deshalb ist es angemessener, nicht von integrierten Methoden zu sprechen, sondern von der Methodensynergie, wenn verschiedene therapeutische Verfahren gleichzeitig Anwendung finden (Küchenhoff, 2009a). Das allerdings kann ausgesprochen nützlich, ja geboten sein.

Differenzielle Wirksamkeit von Therapieverfahren in der Psychotherapie der Depression

Bewusst wurde bisher nicht auf bestimmte Therapieformen und deren Indikationen eingegangen. Die Beziehungsdynamik sollte im Zentrum der Ausführungen stehen; sie gibt meines Erachtens die Inhalte der therapeutischen Arbeit vor. Dennoch soll nachfolgend eine Einschätzung der Möglichkeiten gegeben werden, die verschiedene Therapieverfahren haben. Therapieindikationen hängen von verschiedenen Faktoren ab.

Hell (1992) hat darauf hingewiesen, dass die Psychotherapie der Depressionen phasengerecht erfolgen muss, ein Gesichtspunkt, der vor allem für die schweren Depressionsformen wichtig ist. In der schweren depressiven Krise sind Entlastung und Beistand wichtig, nicht die Aufdeckung von Beziehungskonflikten. Je stärker ein Patient aus der schweren depressiven Krise herausfindet, umso mehr ist eine therapeutische Aufarbeitung der Beziehungsprobleme nötig.

Aber diese phasengerechte Wahl des Therapieverfahrens ist nicht das einzige Kriterium. Auch die Umstände, unter denen eine Therapie stattfinden kann, variieren, es wird zum Beispiel einen Unterschied machen, ob der Patient die Bereitschaft und die Möglichkeit hat, längerfristig ambulant psychotherapeutisch zu arbeiten oder ob eine Psychotherapie kurzfristig im Rahmen eines zeitlich limitierten Psychiatrieaufenthalts erfolgen muss.

Schließlich wird die Indikation auch davon abhängig sein, welche Therapiemethode der Therapeut erlernt hat: Er kann ja nur das anbieten, was er auch kann.

Im Folgenden wird nun ein Modell angeboten, das kognitiv-verhaltenstherapeutische und psychodynamische Ansätze für die Depression zueinander in Beziehung setzt. Noch einmal sei an das Grundmuster des hier vertretenen Ansatzes erinnert: Im Kern ist der depressive Konflikt ein Beziehungskonflikt. Dieser Beziehungskonflikt hat sich lebensgeschichtlich entwickelt, entfaltet sich aber in der Gegenwart, und dort ist er greifbar. Dies gilt für psychoanalytisch orientierte Verfahren, die gerade in der Bearbeitung der Übertragung in der Gegenwart vergangene Beziehungsmuster als gegenwärtige bearbeiten. Der depressive Beziehungskonflikt führt zu bestimmten Denkmustern, die wiederum zu bestimmten Verhaltensmustern führen. Die kognitiven Strukturen, wie sie in der kognitiven Therapie der Depression bearbeitet werden, sind aus einer psychodynamischen Perspektive, die in diesem Buch vorrangig ist und auch hier nicht verleugnet werden soll, die ichfunktionalen, also sozusagen angemessenen Antworten auf die Beziehungsmuster, die sich in der Erfahrung des depressiven Menschen ausgebildet haben. Und diese kognitiven Strukturen wiederum führen zu bestimmtem Vermeidungsverhalten usw. Nun hat Psychotherapie die Möglichkeit, sich gleichsam auf eine der Ebenen einzustellen:

- ➢ Die Beziehungsebene wird in der Verbindung von lebensgeschichtlichem Beziehungsmuster, emotionaler Betroffenheit und aktuellem Beziehungserleben am ausführlichsten durch die psychoanalytischen Therapien (Eicke-Spengler, 1977) bearbeitet.
- ➢ Die in der Gegenwart gültigen und mit der Depression einhergehenden Beziehungserfahrungen werden von der Interpersonellen Psychotherapie (IPT) (Schramm, 2009)

behandelt. Sie greifen gleichsam die aktuell wirksamen Beziehungsmuster heraus; das Modell ist psychodynamisch orientiert, die therapeutischen Techniken sehr aktiv und strukturiert. Für die Beziehungsanalyse kann sich die Konzeption der Kurzzeittherapie als unzureichend erweisen. Allzu kurz angesetzte Therapieformen greifen buchstäblich zu kurz, weil sie die Entwicklung der therapeutischen Beziehung vermeiden, wo sie doch gerade Beziehungserfahrung fördern wollen.

- Kognitive Verhaltenstherapien (Hautzinger, 1994) nutzen nur indirekt die Beziehungsmuster aus Vergangenheit und Gegenwart, sie arbeiten an dysfunktionalen Überzeugungen und Verhaltensmustern, die natürlich aus diesen Beziehungserfahrungen resultieren, und an der Änderung dieses Verhaltens. Überprüfung der depressiven Kognitionen und die Einübung von Alternativen bieten damit die Chance, eingeschliffene Teufelskreise zu durchbrechen, fördern neue Erfahrungen, machen nachdenklich, regen dazu an, die eingespielten Muster kognitiv und emotional zu überprüfen.

Nun lassen sich die Aufgaben präziser beschreiben, die sich für die sechs vorgestellten Typen depressiver Beziehungspathologien in der therapeutischen Arbeit auf den einzelnen Ebenen ergeben. Die orientierenden Tabellen zu jedem Typus sollen Anknüpfungspunkte der einzelnen Verfahren, gleichsam ihren Angriffspunkt in der Behandlung der Depression, aufzeigen; die Verfahren ergänzen sich ungeachtet der theoretischen und methodologischen Differenzen der einzelnen Verfahren, die natürlich groß sind.

Typus I: Frühe Verlusterfahrungen (»weggehen«)

Nehmen wir den Typus I als erstes Beispiel. Später depressiv reagierende Menschen mit schweren frühen Verlusterfahrungen zeigen in ihrem Beziehungsverhalten zwei Auffälligkeiten, die oft einander ablösen: Sie meiden entweder Bindungen und erleben diese Beziehungslosigkeit als einen großen Verlust oder sie können ohne eine Ersatzbeziehung, ohne eine Beziehung also, die den frühen Verlust kompensiert, gar nicht leben, woraus eine ausgesprochene Trennungsüberempfindlichkeit resultiert. In ihrer kognitiven Welt werden diese Beziehungserfahrungen zu stark generalisiert – im Sinne von »ich kann mich niemandem anvertrauen«, »niemand ist für mich da« – oder sie werden personalisiert und mit einer und nur einer Person verbunden: »Nur du kannst mir eine Stütze sein, sonst gehe ich unter.« Das soziale Leben ist dementsprechend reduziert und eingeschränkt, neue soziale Erfahrungen und der Aufbau neuer Beziehungen werden gefürchtet.

Verhalten	**Kognition**	**Beziehung**
Einüben von Handlungs-alternativen	Hinterfragen kognitiver Einstellungen	Herausarbeiten von Beziehungsmustern
Aufbau neuer sozialer Fertigkeiten Aufbau neuer Beziehungen	Generalisierung Personalisierung	Bindungsfurcht als Abwehr Sehnsucht nach Geborgenheit Reinszenierung von Verlusterfahrungen

Tabelle 3: Typus I (»weggehen«): Therapeutische Anknüpfungspunkte in Verhalten, Kognition und Beziehung

Typus II: Verlust der Besetzung durch das Objekt (»sich wegdrehen«)

Wenn – wie beim Typus II – der Besetzungsentzug durch das Objekt ständig bedrohlich ist, dann geht es in der Beziehungsarbeit darum, die bereits beschriebenen ständigen Maßnahmen zum Schutz gegen die Abwendung zu thematisieren, die die Patienten in der Therapie unternehmen. Hinterfragt werden an kognitiven Einstellungen der Wechsel zwischen abgrundtiefer Hoffnungslosigkeit, dem Gefühl, keinerlei Einfluss auf das Gegenüber zu haben, einerseits und andererseits einer Überheblichkeit dem Objekt gegenüber, die sich zu einer ständig gezeigten »kalten Schulter« ausweiten kann, die ja nur der Schutz gegen den erneuten plötzlichen Verlust einer sehr ersehnten Wärme ist. An Handlungsoptionen und Verhaltensalternativen wird der adäquate Einsatz der eigenen Fähigkeiten unterstützt; sie kommen gar nicht mehr angemessen zum Einsatz und sind nicht mehr nützlich, weil die ganze Aufmerksamkeit unter Umständen nicht mehr auf einer Wirksamkeit und Arbeitsfähigkeit liegt, die auch unabhängig von Beziehungsängsten funktioniert, weil alle eigene Aufmerksamkeit der Austarierung der Beziehungsängste und der Autonomie-Abhängigkeits-Regulation gewidmet ist.

Verhalten	**Kognition**	**Beziehung**
Einüben von Handlungs-alternativen	Hinterfragen kognitiver Einstellungen	Herausarbeiten von Beziehungsmustern
Adäquater Einsatz eigener Fähigkeiten	Überheblichkeit	Im-Stich-Lassen als Schutz vor Verlusten
Aufheben von Vermeidungsstrategien	Selbstentwertung	Angst vor Abwendung
		Kränkbarkeit

Tabelle 4: Typus II (»sich wegdrehen«): Therapeutische Anknüpfungspunkte in Verhalten, Kognition und Beziehung

Typus III: Verlust der Liebe des Objekts (»wegweisen«)

Beim Typus III überwiegt die Angst davor, nicht mehr geliebt zu werden und so das Objekt nicht als Ganzes, sondern seine Zuneigung zu verlieren, die sich in Verachtung oder Zurückweisung wandeln kann. Allzu viel an eigenständigem Denken wird in diesem Fall verdrängt und nicht zugelassen; der Wunsch, dem Anderen »alle Wünsche von den Augen abzulesen«, kann sich in einer altruistischen Haltung verstetigen und ichsynton werden, also für den Depressiven selbst wie ein – kulturell nach wie vor als ethisch wertvoll angesehenes – Merkmal der eigenen Persönlichkeit anfühlen. So geht es vornehmlich darum, die Rationalisierungen, die dieses Unterwerfungsdenken speisen, kritisch zu hinterfragen und andere Denk- und Verhaltensweisen zu unterstützen, die der Erprobung dessen dienen, ob die gegenwärtig wichtigen Bezugspersonen eine größere Eigenständigkeit und Aktivität nicht doch ertragen.

Verhalten	**Kognition**	**Beziehung**
Einüben von Handlungs-alternativen	Hinterfragen kognitiver Einstellungen	Herausarbeiten von Beziehungsmustern
Forderungen an den Anderen stellen	Affektabwehr	Unterwerfung als Schutz vor Liebesverlust
Durchsetzungsfähigkeit auch in Beziehungen erproben	Rationalisierung	Altruistische Abtretung

Tabelle 5: Typus III (»wegweisen«): Therapeutische Anknüpfungspunkte in Verhalten, Kognition und Beziehung

Typus IV: Verlust der Anerkennung durch das Objekt (»wegschauen«)

Beim vierten Typus ist es das Ungleichgewicht des Selbstwerterlebens, das sich als große Belastung von Beziehungen zeigt; es wechselt zwischen Idealisierung und Verteufelung hin und her. Außerdem besteht eine große Bereitschaft, sich zu überlasten. Die kognitiven Überzeugungen sind klar: Es sind die überzogenen, nicht einzulösenden Selbstansprüche und Handlungsvorgaben, die notwendig mit Scheitern und Misserfolg verbunden sind; dabei lässt der Betreffende es aber auch nicht zu, aus dem Misserfolg zu lernen und sich erreichbarere Ziele zu stecken. Das wäre der Lernaspekt oder die zu initiierende Verhaltensänderung.

Verhalten	**Kognition**	**Beziehung**
Einüben von Handlungs-alternativen	Hinterfragen kognitiver Einstellungen	Herausarbeiten von Beziehungsmustern
Erfolgserlebnisse suchen	Relativierung des Selbstanspruchs	Unterwerfung unter die Normen wichtiger Bezugspersonen
Sich erreichbare Ziele stellen und sie verwirklichen	Realistische Einschätzung des eigenen Leistungsvermögens	Idealisierung des Selbst und von Anderen

Tabelle 6: Typus IV (»wegschauen«): Therapeutische Anknüpfungspunkte in Verhalten, Kognition und Beziehung

Typus V: Verlust der Begleitung der Separation durch das Objekt (»nicht weglassen«)

Beim fünften Typus, den wir als den Typus der unerfüllbaren Versorgungswünsche beschrieben haben, sind Beziehungen durch ihren »aussaugenden« oder ausbeuterischen Charakter belastet. Niemand lässt sich gern als fraglos versorgende Institution behandeln, so als hätte man selbst keine Wünsche und Bedürfnisse, zumal wenn der andere noch mit jeder Zuwendung unzufrieden ist. Die Kognitionen sind sowohl von hohen Ansprüchen wie auch von der Überzeugung, dass sie unerfüllt bleiben, von der Überzeugung also, zu kurz zu kommen, getragen. Die Folge ist ein Verlust an eigener Aktivität und einer Klage, die immer als Anklage, besser: als Vorwurf verstanden wird. Als Handlungskorrektur ist die Einübung von Eigenständigkeit notwendig, und ob sie erfolgreich ist, wird davon abhängen, ob Einsicht in ebendiese Notwendigkeit, selbst aktiv zu werden und nicht auf das Unerfüllbare warten zu können, besteht.

Verhalten	Kognition	Beziehung
Einüben von Handlungs-alternativen	Hinterfragen kognitiver Einstellungen	Herausarbeiten von Beziehungsmustern
Kompetenzerweiterung durch Gewinn von Eigenständigkeit	Korrektur überhöhter Erwartungen Selbstbild des zu kurz gekommenen Menschen	Aussaugende Beziehungsmuster Reduktion Anderer auf Versorgungsfunktionen

Tabelle 7: Typus V (»nicht weglassen«): Therapeutische Anknüpfungspunkte in Verhalten, Kognition und Beziehung

Typus VI: Angst vor Konflikt und Triangulierung (»nicht überlassen«)

Am Ende steht die Bearbeitung der Aggressionsproblematik, die sich durch einen fehlenden Mut zur Triangulierung und zum Eingehen von Konflikten ergibt; sie kann in den Beziehungserfahrungen selbst aufgesucht, benannt und bewusst gemacht werden, vor allem die Angst, die lebensgeschichtlich mit den eigenen Autonomiewünschen verbunden wurde und die heute noch existiert. Diese Beziehungserfahrungen führen zu bestimmten Kognitionen, etwa zur Selbstabwertung oder einem Schwarzweiß-Denken: Wenn ich mich zur Wehr setze, bin ich schlecht. Die Handlungskonsequenzen sind, dass der Wunsch nach Selbstbehauptung und das Streben nach Autonomie unterdrückt werden, weil beides als destruktiv verurteilt und infolgedessen verdrängt werden muss. Handlungsalternativen, die geübt werden müssen, sind demnach Verhaltensweisen, die Selbstbehauptung und Eigenständigkeit implizieren.

Verhalten	**Kognition**	**Beziehung**
Einüben von Handlungs-alternativen	Hinterfragen kognitiver Einstellungen	Herausarbeiten von Beziehungsmustern
Einüben von Selbstbehauptung	Alles-oder-Nichts-Regel	Latente Aggressivität in Beziehungen
Schritte der Autonomie	Ambivalenzunfähigkeit	Vermeidung offener Aggressivität
	Selbstentwertung	Versteckte Aggressivität in Beziehungen

Tabelle 8: Typus VI (»nicht überlassen«): Therapeutische Anknüpfungspunkte in Verhalten, Kognition und Beziehung

Beziehungsangst als verbindendes Element

Nach dieser Ausdifferenzierung soll abschließend noch einmal das verbindende Element, die Beziehungsangst, betont werden. Wir wissen aus der empirischen Psychotherapieforschung, dass der wichtigste allgemeine Nenner für die Wirksamkeit von Psychotherapien die therapeutische Beziehung ist. Egal mit welchen Konzepten wir arbeiten, gerade in der therapeutischen Arbeit mit depressiven Menschen ist es wichtig, dass die Therapeuten das Wagnis einer wirklichen Beziehung zu den Patienten eingehen, sie nicht nur behandeln, sondern sich von ihnen belasten, aber auch bereichern lassen – jede Therapie ist eine Bereicherung, weil man gemeinsam mit dem Patienten Wege aus dem depressiven Erleben sucht und damit auch den eigenen depressiven Ängsten und Fantasien begegnet und sie zusammen mit dem Patienten verstehen und überwinden kann.

Psychopharmakologie und psychodynamische Therapie in der Depressionsbehandlung

Antidepressiva werden enorm häufig verschrieben. Das kommt daher, dass die Diagnose Depression sehr häufig gestellt wird, wahrscheinlich zu oft. Es liegt aber auch daran, dass oft unkritisch empfohlen wird, die Medikamente doch spätestens ab der zweiten depressiven Episode über Jahre, wenn nicht Jahrzehnte einzunehmen. Die Wirksamkeit ist erwiesen, auch wenn sich in den letzten Jahren gezeigt hat, dass sie geringer ist als bislang vermutet. Die Leitlinien stellen die Psychotherapie und die psychopharmakologische Behandlung nicht als sich ausschließende Gegensätze vor, sondern als einander ergänzende Verfahren. Das entspricht auch der am häufigsten anzutreffenden therapeutischen Routine. Schon deshalb ist es wichtig, sich über das Verhältnis zwischen Psychoanalyse und Psychopharmakologie (Küchenhoff, 2016) Gedanken zu machen.

Zum Verhältnis von Psychopharmakologie und Psychodynamik

Allmählich neigen sich die Zeiten dem Ende zu, in denen biologisch denkende Psychiater die Psychotherapie als Compliance-Förderung zur besseren Medikamentenverordnung ansehen konnten. Aber auch Psychotherapeuten, und unter ihnen gerade die Psychoanalytiker, können nicht (mehr) davon ausgehen, dass im Laufe ihrer Behandlungen Psychopharmaka nie notwendig sein werden, nicht zuletzt aus rechtlichen Gründen müssen sie die Medikamentengabe in ihre Überlegungen einbeziehen. Sie fangen zunehmend an, den therapeutischen Zusammenhang zwischen den Verfahren zu reflektieren. Immerhin gehen neuere Untersuchungen von einer Quote von 20 bis 35% Psychopharmaka-Einnahme während Psychoanalysen aus (Cabaniss & Roose, 2005,

S. 399). Die Forschung zeigt klar und deutlich, dass Kombinationen aus Pharmako- und psychoanalytischen Therapien sinnvoll sein können (Lebovitz, 2004). Was aber heißt Kombination? Dies wird im Folgenden zu klären sein.

Modelle der Integration von Psychoanalyse und Psychopharmakologie

Von Methodenvielfalt und nicht von Integration ist dann zu sprechen, wenn Psychotherapie und Psychopharmakotherapie nebeneinander praktiziert werden, ohne dass die unterschiedlichen Therapiestandpunkte aufeinander bezogen werden. In einem eklektischen Vorgehen wird die eine Therapie, also zum Beispiel eine Psychoanalyse, für das eine Ziel, die andere, zum Beispiel die Pharmakotherapie, für ein anderes Ziel, die Stimmungsaufhellung, eingesetzt. Die Ziele werden definiert, die als geeignet angesehenen Verfahren ausgewählt, ohne ihre Wechselbeziehungen zu berücksichtigen. Synergistisch werden die beiden Therapieformen eingesetzt, wenn die Wechselwirkungen zwischen den Verfahren berücksichtigt werden. Sie sollen »zusammen arbeiten«, so die wörtliche Übersetzung von Synergie, sie sollen einander in der Wirkung unterstützen. Eine Integration wäre erst dann erreicht, wenn eine neue Behandlungskonzeption entwickelt worden ist, die psychopharmakologische und psychoanalytische Behandlungsansätze in einer überwölbenden klinischen Theorie »zusammendenkt«.

Oft herrscht eine Polypragmasie. Die Praxis ist ansonsten allenfalls eklektisch; dann wird die Gabe der Psychopharmaka in der Regel mit der Schwere der Symptomatik begründet, Ziel der medikamentösen Intervention ist es dementsprechend, den Leidensdruck zu mindern, während die Psychoanalyse einem anderen Ziel, nämlich dem des Erkenntnisgewinns, zu dienen scheint. Methodensynergistische Überlegungen, also die Untersuchung, wie sich Psychotherapie und Psychopharmakotherapie miteinander verschränken, sind notwendig, werden aber erst in jüngster Zeit ernst genommen (Küchenhoff, 2016): Wie greift das Medikament in die Beziehung ein? Wie gestaltet sich die therapeutische Beziehung zum Psychotherapeuten und zum Pharmakotherapeuten? Wie sehr erlaubt Psychotherapie eine Aufklärung der Medikamentenwirkung? Ein integriertes Modell schließlich müsste beide Therapieansätze in ihren Wirksamkeiten und in ihren Wechselwirkungen begreifen und umgreifen.

Beziehungsdynamik während der Psychopharmaka-Verordnung[7]

Was verändert sich in der therapeutischen Beziehung, wenn im Rahmen und im Verlauf einer Psychotherapie Psychopharmaka verordnet werden (Abel-Horowitz, 1998)? Zunächst ist die Verordnung eines Medikaments an einen Diskurswechsel geknüpft – das Wort »Verordnung« weist ja schon darauf hin, dass der Arzt etwas anordnet, das nicht gemeinsam ausgehandelt werden kann. Jacques Lacan hat verschiedene Diskursformen abgegrenzt und den psychoanalytischen Diskurs klar vom Herrendiskurs unterschieden (Juranville, 1990, S. 441). Der verordnende Arzt ist Fachmann, er muss in diesem naturwissenschaftlichen Feld auch Experte sein. Er muss auswählen, muss empfehlen, muss aufklären und überwachen. Sobald ein Medikament verordnet wird, wird also eine medizinische Beratungs- und Expertensituation geschaffen. Arzt und Patient verpflichten sich einem medizinischen Diskurs. Immer dann, wenn eine Psychotherapie auf analytischer Grundlage durchgeführt wird, wird er notwendig; man kann ihn übersehen (wollen) oder sich den Diskurswechsel nicht bewusst machen, vermeiden lässt er sich nicht.

Wenn nun der Psychoanalytiker selbst die Medikamente verordnet, dann bietet die ärztliche Funktion, die er im medizinischen Diskurs einnimmt, eine Folie, auf die Übertragungen projiziert werden; der Therapeut wird zum strafenden Vater, zur behütenden und sorgenden Mutter, zum abwesenden und aus der Ferne machtvoll agierenden Elternteil, wie auch immer (u.a. Kapfhammer, 1997). Der Diskurswechsel selbst löst Fantasien aus. Gehen wir von dem Fall aus, dass der Analytiker seinen Patienten eine lange Zeit in einem analytischen Setting behandelt und der Patient immer depressiver wird, sodass der ärztliche Analytiker sich entschließt, Antidepressiva zu verordnen: Was vermittelt er

7 Im Folgenden vgl. Küchenhoff, 2005a.

dem Analysanden mit dieser Empfehlung oder Verordnung? Sie prägt die Übertragung, die Veränderung in der Beziehung wird auf dem Hintergrund der eigenen lebensgeschichtlichen Beziehungserfahrungen interpretiert. »Mein Therapeut weiß sich nicht mehr zu helfen«, »ich bin nicht therapierbar«, »er sorgt sich um mein Wohlergehen« oder »er schickt mich weg, er ist das Reden mit mir leid.« Wohlgemerkt, diese unvermeidbaren Folgen des Diskurswechsels sprechen nicht zwingend dafür, die Verordnung auf zwei verschiedene Personen zu verteilen. Es hängt vom Selbstverständnis des Analytikers ab, von seiner Fähigkeit, beide Diskurse zu bedienen und zugleich analytisch den Diskurswechsel zu reflektieren und zu deuten. Das mag sehr schwierig sein, die Gefahr einer unprofessionellen Medikamentenbehandlung ist ebenso wenig zu unterschätzen wie eine analytisch unbearbeitete Verschreibung. Auf der anderen Seite ist es vorteilhaft, dass die so verschiedenen Behandlungspraktiken nicht voneinander isoliert ablaufen; die Delegation an einen Dritten führt mit höherer Wahrscheinlichkeit zu einer Projektion der mit der Medikamentengabe verbundenen Problematik, die dann in der Analyse nicht mehr deutend aufgegriffen wird.

Mit dem Pharmakon betritt ein drittes Element die therapeutische Szene, das Medikament selbst. Es ist nicht nur – sonst gäbe es keine Placebowirkung – chemische Substanz mit neurochemischen und anderen Effekten, sondern auch Bedeutungsträger, Träger einer Selbst- oder einer Objektfantasie: »Ich brauche, um vollständig zu sein, eine Krücke, allein bin ich defekt«, so die Fantasie einer Analysandin, die die Medikation in ihr Selbstbild integriert hatte, als Bestätigung ihrer Überzeugung, niemals aus eigener Kraft leben zu können.

Schließlich ist den meisten Therapeuten der phobische Patient gut vertraut, der den Tranquilizer immer bei sich hat, steuerndes Objekt oder Übergangsobjekt, Erinnerung an den Therapeuten, konkretistisches Element einer Verbindung mit ihm.

Zur psychodynamischen Psychopharmakologie gehören die Übertragungen des Psychiaters und die Anleitung seines Handelns durch Gegenübertragungen (Rubin, 2001). Nicht nur der Patient, auch der Analytiker selbst überträgt auf das Medikament, das zum Symbol seiner Selbstunsicherheit werden kann oder zum unerwünschten, aber tolerierten Dritten; ein Angriff auf das eigene psychotherapeutische Ichideal, nur geduldet, nicht wirklich angenommen. Wichtiger noch die Gegenübertragungen (Purcell, 2008): Schon die Indikationen zur Medikation folgen unter Umständen einer Gegenübertragungseinstellung; die Verordnung kann eine Reaktion auf den Hilferuf des Patienten sein, aber auch ein Versuch, sich seiner zu entledigen; wie doppeldeutig ist doch eigentlich die Formulierung, es werde ein Mensch ruhiggestellt. Das klingt, wörtlich genommen, beruhigend, schonend, und hat doch im Sprachgebrauch eine Tönung von Gewalt, von Fremdbestimmung.

Psychopharmaka als Ermöglichungsgrund einer psychodynamischen Psychotherapie?

Psychopharmaka sind in der Regel differente Medikamente, also Medikamente, die über eine eigenständige biologische Wirkung verfügen, die in den Hirnstoffwechsel, meist auf der Ebene der synaptischen Verschaltung, eingreifen und auf verschiedenen Wegen das Angebot an neurochemischen Überträgerstoffen regulieren. Sie haben daher auch Einfluss auf die psychische Struktur. Dabei sind vor allem zwei Punkte wichtig:

1. Medikamente können die Persönlichkeit eines psychisch schwer kranken Menschen so weit stabilisieren, dass er sich durch diese Stabilisierung einer psychoanalytischen Psychotherapie unterziehen kann. Eine bulimiekranke Frau, die x-mal am Tag erbricht und Fressanfälle hat, deren Gedanken sich 24 Stunden ums Essen drehen, hat nicht genügend Spielraum für eine psychoanalytisch angeleitete Selbstreflexion, ein Therapierahmen muss erst geschaffen werden. Die Behandlung des Symptoms mit Medikamenten heißt hier, Psychotherapie überhaupt erst zu ermöglichen. Psychopharmaka können unter Umständen dazu beitragen, den Indikationsspielraum für psychoanalytische Behandlungen zu vergrößern.
2. Der Patient muss für eine psychodynamische Therapie Voraussetzungen mitbringen; die Grundvoraussetzung ist das Verständnis der und das Bemühen um die Grundregel der freien Assoziation. Strukturelle Einschränkungen können so

stark werden, dass es dem Patienten nicht mehr möglich ist, sich seinen Gedanken zu überlassen, sei es, weil die Reflexionsmöglichkeiten massiv eingeschränkt sind, sei es, dass die negativen Affekte zu stark werden und die Toleranz im Verarbeiten der negativen Affekte aufgebraucht ist. Wer sich aufgrund der schweren depressiven Verstimmung so stark selbst bezichtigt, dass der Eindruck des Schuldwahns entsteht, der ist möglicherweise durch Deutungen, so richtig sie sein mögen, nicht mehr zu erreichen. Wer so stark dissoziativen Erfahrungen ausgesetzt ist, dass er von den Erfahrungsfragmenten überfordert wird, die er nicht zusammenführen kann, kann seine Gedanken nicht mehr ordnen. Hier können Medikamente während der Psychotherapie hilfreich sein.

OPD als Hilfsmittel zur Reflexion der psychodynamischen Aspekte der Psychopharmakologie

Gaben von Psychopharmaka verändern die therapeutische Beziehung und die Übertragungsbereitschaften, sie werden je nach dem vorherrschenden psychischen Konflikt mit anderer subjektiver Bedeutung aufgeladen, sie können aber auch die Ichfunktionen stützen und damit die Struktur stabilisieren. Schließlich sind sie mit einem Wechsel des therapeutischen Diskurses verbunden, der sich wiederum auf die Behandlungsmotivation, die subjektiven Krankheitstheorien oder das Krankheitserleben auswirken kann. Die genannten vier Perspektiven lassen sich in einfacher Weise ordnen; sie entsprechen nämlich den Dimensionen, die für die Achsenbeschreibungen der Operationalisierten Psychodynamischen Diagnostik (OPD) gewählt worden sind. Die folgende Auflistung fasst das Gesagte in Frageform zusammen und bezieht es zugleich auf die Achsen der OPD:

1. Was verändert sich durch Medikamentengabe in Krankheitstheorie, Krankheitseinsicht und Krankheitsverarbeitung (Perspektive der Achse 1)?
2. Wird die durch Medikation veränderte Therapeut-Patient-Beziehung in ein Beziehungsmuster eingebaut und, wenn ja, in welches (Perspektive der Achse 2)?

3. Steht das vorherrschende Konfliktmuster in Einklang oder in Dissonanz zur Medikamentengabe? Befriedigt es zum Beispiel eine passive Variante des Versorgungs-Autarkie-Konflikts, gefährdet es die aktiv kompensierten Autonomie-Abhängigkeits-Probleme (Perspektive der Achse 3)?
4. Wie wirkt sich ein Medikament auf Elemente der Struktur aus? Beeinflusst es die Toleranz für negative Affekte? Verstärkt es die Fähigkeit zur Selbststeuerung oder trägt es seinerseits zur Übersteuerung bei? Erlaubt es, ein stärkeres Gefühl der eigenen Identität festzuhalten, oder macht es umgekehrt gleichgültig gegenüber den zeitlich-biografischen Wurzeln der Identitätserfahrung (Perspektive der Achse 4)?

Antidepressiva in der Bearbeitung der depressiven Grundthematik

In jeder psychodynamischen Behandlung der Depression wird es – wie gezeigt – in der einen oder anderen Weise darum gehen, das Abschiednehmen zu begleiten. Wenn die in diesem Prozess unweigerlich nacherlebte Verzweiflung zu stark und zur depressiven Krise mit Suizidrisiko wird, können Antidepressiva lebensrettend sein. Die Gabe der Antidepressiva kann sich aber auch auf den Prozess sehr ungünstig auswirken, nämlich wenn sie dazu führt, dass die Herausforderung des Abschiednehmens nicht mehr erlebbar ist. Das kann zum einen aufgrund der neurobiologischen Effekte der Fall sein, indem die Leidensfolgen der ungelösten Objektbeziehung nicht mehr spürbar sind; zum anderen kann ein symbolischer Halt durch die Medikation als Surrogat des niemals verlorenen Objekts wirken. Die Folgen sind ganz im Sinne einer Antidepressiva-Verordnung, wie sie von der pharmazeutischen Industrie empfohlen wird: Die Medikamente müssen dann ohne zeitliche Limitation gegeben werden. Nur so ist im Übrigen psychodynamisch verständlich zu machen, wie die Forderung nach einer lebenslangen Gabe von Antidepressiva schon nach der zweiten Phase einer unipolaren Depression ohne starke Kritik vielerorts übernommen worden ist: Die Forderung kommt dem unbewussten Verlangen nach einer von Trennung und Abschied nicht belasteten Objektbeziehung entgegen.

Dabei ist die Triangulierung in der Übertragung wichtig. Will sich der Therapeut empathisch auf den Depressiven einstellen, so muss er sich den depressiven Stimmungen öffnen, er muss sich von ihnen ergreifen lassen, ohne von ihnen fortgetragen zu werden. Schon das ist eine Triangulierung: Die depressive Stimmung kann und darf nicht verharmlost werden, sie muss vielmehr geteilt werden, sie muss mit-geteilt werden dürfen, freilich mit dem Ziel, sie einzuordnen und zu bearbeiten. Die Gabe von Antidepressiva kann auch auf der Seite des Therapeuten dazu führen, dass die Verzweiflung des depressiven Patienten nicht mehr ernst genommen und empathisch aufgenommen wird. Der Diskurswechsel, der oben beschrieben worden ist, kann im Widerstand des Therapeuten gegen die ihm entgegengebrachte schwere Niedergeschlagenheit begründet sein. Das Risiko also ist ein Zurückgleiten in die Sprachlosigkeit, die den Depressiven ohnehin heimsucht, auch auf der Seite des Therapeuten: An die Stelle der Empathie tritt dann die biologische »Erledigung« der existenziellen Krise.

Aber es geht in einem noch spezifischeren Sinn um die Triangulierung. Es ist – wie bereits gezeigt – Aufgabe des Therapeuten, zugleich verlorenes Objekt und strukturierendes Objekt sein zu können; er kann auf die Wiederkehr der im Erleben des depressiven Menschen wesentlichen Objektbeziehungen in der therapeutischen Beziehung achten, ohne sich von ihnen einwickeln zu lassen; er achtet darauf, ob der Patient jede Form der aggressiven Auseinandersetzung mit ihm vermeidet, keine Enttäuschung am Therapeuten äußern darf, während die Selbstanklagen sich steigern; ob seine therapeutische Arbeit anerkannt werden kann oder gleichsam wie ein Tropfen auf dem heißen Stein der unerfüllten Erwartungen verpuffen; und er achtet schließlich darauf, ob die Worte, die er spricht, überhaupt ausreichen, um eine basale Grundsicherheit für den Depressiven zu gewährleisten, oder ob es sichtbare Zeichen der Unterstützung braucht, damit die Nähe eines empathischen Anderen überhaupt gespürt werden kann. Die verordnete Medikation kann ein solches sichtbares Zeichen sein. Ganz anders freilich wäre es, wenn der Therapeut, der eine Medikation verordnet oder durch einen Psychiater verordnen lässt, die Triangulierung aufgibt. Das tut er immer dann, wenn er vom psychodynamischen in das neurobiologische Register überwechselt.

Dann ist er nicht mehr bereit, die Verzweiflung in der Objektbeziehung, in der Übertragung anzunehmen; sie wird – zugunsten der psychiatrisch-haltgebenden Funktion – vernachlässigt. Damit aber geht das für die Therapie dringend notwendige Spannungsfeld von Übertragung des verlorenen Objekts und des haltgebenden Objekts verloren. Wenn der Therapeut nicht mehr verlorenes Objekt ist, nicht mehr den Verlust bearbeitet, sondern nur noch strukturierendes Objekt ist, das mit der Gabe von Psychopharmaka Sicherheit vermitteln will, ist eine psychodynamische Bearbeitung der depressiven Objektbeziehungen nicht mehr möglich. Dies gilt meines Erachtens auch dann, wenn der Psychotherapeut die Aufgabe, Medikamente zu verschreiben, delegiert.

Es ist gerade im Fall von offensichtlich gefährdeten depressiven Patienten, die Antidepressiva erhalten, oft nicht möglich, alle Aspekte der psychotherapeutischen Pharmakologie oder der pharmakologisch unterstützten Psychotherapie vor einer Verordnung zu reflektieren und abzuwägen. Umso wichtiger ist es, nachträglich zu analysieren, aus welchen Gründen und zu welchem Zeitpunkt der Therapie dieser Schritt notwendig war oder als notwendig erachtet wurde. Dies gilt in jedem Fall, also unabhängig davon, ob die Medikation subjektiv oder in der Außenperspektive des Therapeuten erfolgreich gewesen ist oder nicht. Oft spielt die Medikation am Anfang der Behandlung eine Rolle, also zu einem Zeitpunkt, zu dem der Therapeut die Dynamik der Depression und die Psychodynamik des Patienten noch nicht ausreichend gut kennengelernt hat. Umso wichtiger ist es, zu einem späteren Zeitpunkt, wenn die Objektbeziehungsmuster deutlicher geworden sind, auf diese Phase in der Behandlung zurückzukommen; in der Regel erschließt sich der beziehungsdynamische Stellenwert dann noch einmal ganz neu.

Die Grenzen der psychodynamischen Psychotherapie, die Medikation und die Anerkennung

Die depressive Grunddynamik entsteht aus der Unmöglichkeit, den Verlust, die Trennung, den Mangel durchzuarbeiten oder – in den Worten Kristevas (2007) – zu durchschreiten. Das macht die in jeder Psychotherapie wichtige Phase des Therapieabschlusses besonders schwierig. Es geht einerseits um die Trennung vom Therapeuten als dem Objekt, das spätestens mit der Beendigung zu einem verlorenen Objekt wird. Es geht andererseits aber auch um die Anerkennung, dass sich in der Übertragungsarbeit die biografisch erinnerten Verluste, die ja durchaus auch reale Verluste und Traumatisierungen ebenso wie reale Verletzungen Anderer gewesen sein können, nicht einfach auflösen lassen konnten. Was deshalb in der Therapie selbst notwendig ist, ist Trauerarbeit gegenüber den Begrenzungen des therapeutischen Prozesses selbst.

Schlussfolgerungen

Das Verhältnis von Psychopharmakologie und psychodynamischer Psychotherapie wird nicht durch Parteinahme entschieden; es ist nichts gewonnen, wenn von psychotherapeutischer Seite die Psychopharmakagabe genauso verunglimpft wird wie umgekehrt leider allzu häufig die analytische Psychotherapie von biologisch orientierten Psychiatern. Es gibt Situationen, in denen auch vielen Psychoanalytikern der Rückgriff auf eine antipsychotische oder antidepressive Medikation unvermeidlich erscheint. Was es freilich nicht geben sollte, sind unreflektierte und unanalysierte Eingriffe in eine Behandlung. Wie es nicht anders sein kann, ist die Gabe von Psychopharmaka, erfolgt sie nun direkt oder indirekt, in ein Übertragungs- und Gegenübertragungsgeschehen eingebunden – und in diesem Zusammenhang erhält sie eine Bedeutung. Allerdings gilt dies auch im umgekehrten Fall: Dort, wo die Symptomatik und das Leiden eine pharmakogene Entlastung nahelegen könnten, diese aber nicht gesucht wird, ist die Entscheidung gegen die Verordnung ebenso sehr in das therapeutische Beziehungsgeschehen eingelassen und entsprechend aufzuarbeiten.

Zu einfach wäre es ebenfalls, die Medikamenteneffekte nur als Suggestion und Placebo anzusehen, auch wenn diese ganz offensichtlich wichtig sind. Stattdessen ist ein Denken in strukturalen Zusammenhängen angezeigt, das davon ausgeht, dass Veränderungen von vielen Seiten einer Struktur angestoßen werden können. Das bedeutet, dass auch psychische Veränderungen, z. B. die Stabilisierung des Selbsterlebens oder eine steigende Verfügbarkeit über das eigene Denken, Erleben und Handeln, von verschiedenen Seiten ausgelöst werden können, und eben auch von einer neurobiologischen Umstellung, wie ein Psychopharmakon es eventuell vermag. In Strukturzusammenhängen zu denken heißt zu berücksichtigen, dass ein Einfluss, der an einer Stelle ansetzt, sich auf das Ganze auswirkt. Wenn die gedankliche Einengung des zuvor in wahnhaft anmutende Schuldzusammenhänge verstrickten depressiven Menschen sich auflockert, verändern sich unter Umständen zugleich die Stimmung, der Antrieb und damit die Möglichkeit, in einer Psychotherapie arbeiten zu können. Das mag für die Allmachtsfantasien des Therapeuten kränkend sein; aber die temporäre und befristete Nützlichkeit der Medikation anzuerkennen, schränkt ansonsten in keiner Weise die Bedeutung analytischer Arbeit ein, im Gegenteil: Denn nur sie ist prinzipiell bereit und in der Lage, die Gesamtsituation zu berücksichtigen, die persönliche Befindlichkeit und das subjektive Erleben nicht nur des Patienten, sondern auch des Therapeuten und ihre Beziehungsdynamik. Durch die den psychodynamisch ausgerichteten Verfahren eigene Selbstreflexivität ist es möglich, dass der Therapeut sich nicht als der scheinbar Allwissende aus dem Prozess herausnimmt, sondern sich als Teil des Prozesses begreift, der zum Gegenstand der Therapie wird. Die Medikation macht etwas mit dem Patienten, aber auch mit dem Therapeuten, ebenso wie beide etwas füreinander oder gegeneinander machen, wenn sie beide Medikamente bejahen oder nur einer sie verordnet. Für den psychotherapeutischen Prozess ist auch hier entscheidend, dass die Medikation in das Verständnis eingeschlossen bleibt und als ein temporär wirkender Faktor, der im Laufe der Behandlung überflüssig wird, angesehen werden kann.

Zur Psychoanalyse der Depression – eine Kasuistik

Wie wird in der psychoanalytischen Therapie die Depression bearbeitet? Ein Ausschnitt aus einer Psychoanalyse mit einer depressiven Frau soll veranschaulichen, wie sich die depressiven Einstellungen in der Übertragungsbeziehung darstellen und dort bearbeiten lassen. Der detaillierte Einblick in eine psychoanalytische Behandlung soll anschaulich machen, worin die besonderen Chancen und Stärken der psychoanalytischen Therapie gerade in der Behandlung depressiver Menschen liegen. Dabei wird es vor allem darum gehen, wie die große Angst vor dem Verlust und dem Verlassenwerden bearbeitet werden kann, sodass sich das Gefühl eines grundlegenden Vertrauens in Beziehungen ausbilden kann, das bei Erfahrungen des Mangels und der Einsamkeit schützen und vor dem Abgleiten in neue depressive Krisen bewahren kann. Die Analyse wird nicht vollständig, dafür aber ausführlich in der besonders wichtigen ersten Hälfte, den ersten 160 von insgesamt über 300 Stunden, vorgestellt. Der Bericht soll zeigen, wie die depressiven Beziehungsängste sicht- und erlebbar und in der Therapie durchgearbeitet werden.

Erstgespräch

Mein erster persönlicher Eindruck von Frau Y., die zum Zeitpunkt des Erstinterviews 27 Jahre alt ist, ist von Widersprüchen geprägt. Ich kann den Eindruck der überweisenden Kolleginnen teilen, die Frau Y. sehr empfohlen hatten. Mir fallen vor allem ihre großen, fragenden und suchenden Augen auf. In ihren Körperbewegungen ist sie verhalten und vorsichtig, wachsam und beobachtend. Sie lächelt wenig, das schöne Gesicht ist straff und angespannt.

Ich habe gleich zu Beginn die Fantasie, dass sie sich in ihrer steifen Motorik wie eine Gefangene bewegt, die sich befreien möchte. Vor allem ihre Stimme gefällt mir gut, die einen weichen und vollen Klang hat. Obgleich die Patientin mich im Gespräch selten unmittelbar anschaut, fühle ich mich dennoch einbezogen in ihre tastende Art und Weise, über sich zu erzählen, und ich bin durch ihre bildhaft-plastische Ausdrucksweise von ihr eingenommen. Diese Bildhaftigkeit hat mich wohl am meisten dazu bewogen, sie in Therapie zu nehmen. Allerdings bin ich auch über ihre vernachlässigte Kleidung erschrocken, die farblos und grau ist. Die Haare sind strähnig und wirr, Frau Y. wirkt auf mich leidend und elend. Sie reagiert wiederholt misstrauisch; es klingelt im Erstgespräch zweimal das Telefon, diese Unterbrechungen wirft sie mir als eine Inszenierung vor, ich wolle sie testen, wie sie auf Störungen reagiert. Auch mitschreiben darf ich nicht, sie will nicht, dass irgendeine Information gegen sie verwandt werde. Durch ihr Misstrauen fühle ich mich immer wieder zurückgewiesen und auf Distanz gehalten.

Beschwerden

Sie berichtet, dass sie depressiv und verzweifelt sei, seitdem sie eine Aufnahmeprüfung nicht geschafft habe, die ihr ermöglicht hätte, eine Schule zu besuchen, an der sie das Abitur hätte nachholen können. Jetzt seien ihre Träume zerstört, ihr »neuer Weg«, den sie sich vorgenommen habe, sei nun verbaut. Sie komme aus dem Gefühl des Unglücklichseins nicht mehr heraus, sie habe den Eindruck, dass flüssiger Beton um sie herum gegossen sei, der immer fester werde, manchmal denke sie, ihr Herz höre auf zu schlagen. Sie sei schon immer ein grüblerischer Mensch gewesen, der im Leben alles schwer nehme, seither aber nehme sie alles noch schwerer. Sie könne sich anderen Menschen so schlecht anvertrauen, sie fühle sich im Kontakt unspontan und verkrampft. Meist sei sie diejenige, die sich um andere kümmere, die für andere ein offenes Ohr hätte; sie merke aber immer mehr, dass es auch Augenblicke gebe, wo sie vor Wut und Ohnmacht platzen könne, gerade wenn andere sie ablehnten oder nichts von ihr wissen wollten und sie sich übergangen fühle. Schon vor drei Monaten sei es ihr ganz schlecht gegangen, als sie ihren Freund B. verlassen habe. Sie habe von ihm weggehen wollen, sei sich aber klar geworden, dass alle ihre Partnerschaften ähnlich abgelaufen seien und in einem Teufelskreis endeten. Außerdem komme sie innerlich mit ihrer Arbeit nicht zurecht. Sie leide unter der Hierarchie am Institut, wo sie arbeitet, und unter den Konkurrenzstrukturen, merke aber, dass sie selbst dabei mitspiele. Sie wolle nicht mehr vor ihrem Chef das kleine Mädchen spielen müssen, eigentlich würde sie sich gerne auflehnen, ducke sich aber trotzdem. Prüfung und Abitur seien mit der Hoffnung verknüpft gewesen, den ungeliebten, von den Eltern ausgesuchten Beruf loszuwerden, das sei jetzt zunichte.

In ihrem privaten Lebensbereich könne sie sich besser abgrenzen als im Beruf, aber sie lenke oft von sich ab. Sie wolle ihre Schwächen nicht zeigen, sie befürchte, ausgenutzt zu werden und ziehe sich schnell zurück, merke aber, wie oft sie leer ausgehe.

Biografie

Frau Y. wuchs als älteste von vier Geschwistern in einem Dorf in Deutschland auf. Der Vater, der mittlerweile berentet ist, war leitender Angestellter in einem Industriebetrieb, die Mutter arbeitete im Büro der Firma als Schreibkraft. Dieses Büro lag im Nachbarhaus, sodass die Mutter zwar räumlich gegenwärtig, aber tagsüber nie voll präsent und meist beschäftigt war. Frau Y. berichtet, sie sei für die Eltern der Heiratsgrund gewesen, die Eltern hätten vier Monate vor ihrer Geburt geheiratet. Die Mutter habe sie nie gewollt, sie habe die Schwangerschaft vor sich selbst und auch vor dem Vater lange verleugnet und habe mit einer Abtreibung gerungen. Als sie acht Jahre alt gewesen sei, habe sie einen Ehestreit der Eltern mitangehört, bei dem die Mutter dem Vater gesagt habe, ohne die älteste Tochter wäre die Ehe nie zustande gekommen. Sie habe sich dann für jeden Ehestreit der Eltern verantwortlich und schuldig gefühlt; die Ehe der Eltern sei bis heute schlecht gewesen. Sie hätten einander mit Vorwürfen und Sticheleien bekämpft. Sie habe sich verpflichtet gefühlt, den häuslichen Frieden zu retten. Selbst habe sie sich von den Eltern nie verstanden gefühlt, die Eltern seien zu sehr mit sich beschäftigt gewesen. Sie habe sich von der Mutter nicht angenommen gefühlt.

Diese Enttäuschung an der Mutter zieht sich wie ein roter Faden durch die Schilderung ihrer Jugend. Bei der Einschulung hätten alle Kinder das ABC aufsagen können, nur sie nicht, sie wäre gerne nach Hause gerannt, um der Mutter Vorwürfe zu machen, aber sie habe sich für die Mutter geschämt, die sie so schlecht ausgestattet habe. Genauso sei es in der Pubertät gewesen; sie habe die Mutter um Rat wegen der Periode oder wegen Empfängnisverhütung fragen wollen, aber die Mutter habe ihr nichts gesagt, sie habe alle Fragen nur abgewimmelt, sie sei zu labil gewesen, die Kinder seien ihr eine Last und keine Freude gewesen. Außerdem habe sie sich von den Töchtern bedroht gefühlt, sie habe in späteren Jahren mit den Töchtern konkurriert, sie aber niemals unterstützt.

Der Vater sei ein verschlossener, harter und kalter Mensch. Sie habe furchtbare Angst vor dem Vater gehabt. Ihm gilt die früheste Erinnerung im Alter von 2½ Jahren: »Bei einem Badeaufenthalt am Meer saß der Vater mit Karla und Anne [die Zwillingsschwestern, die nur elf Monate jünger als die Patientin sind] in einem Gummiboot. Ich wollte auch in das Boot hineinsteigen, der Vater aber hat mich weggestoßen, es gebe keinen Platz mehr für mich im Boot. Ich bin ins Wasser gefallen, habe zunächst keinen Boden mehr unter den Füßen gehabt und habe furchtbare Angst bekommen. Ich bin dann doch auf den Grund gekommen, konnte im Wasser stehen, bin an Land gegangen, um mich zur Mutter zu retten. Die aber hat mir nicht geglaubt, sie hat gar nicht gemerkt, dass ich fast ertrunken wäre. Ich bin von beiden nicht angenommen, sondern abgestoßen worden.«

Die eine der Zwillingsschwestern, Karla, sei immer die Lieblingstochter des Vaters gewesen. Zur Zeit des Interviews studieren beide Zwillingsschwestern, die eine Literaturwissenschaft, die andere Physik. Sie selbst sei wegen angeblicher Konzentrationsschwächen nur in die Realschule gekommen. Dort habe sie dann sehr viel gelernt, aber die Eltern hätten ihren Arbeitseifer nicht anerkannt. Den Wunsch, das Abitur nach Abschluss der Realschule zu machen, hätten die Eltern abgewiesen, ihr stattdessen zu einer Ausbildung geraten. Mit 17 Jahren sei sie für die Ausbildung von zu Hause weggegangen, auch um von den Eltern fort zu sein, mit denen sie sich nicht mehr verstanden habe, und um für sich selbst zu sorgen. Sie habe sich aber ohne die Eltern noch verlorener gefühlt; nur dank ihres ersten Freundes Ernst habe sie es ausgehalten, der sie unterstützt habe. Die Eltern seien froh gewesen, dass sie das Zuhause verlassen habe. Sie habe auch ein schlechtes Gewissen gehabt, sie habe den nachgeborenen jüngsten Bruder, Rudi, nicht gerne zu Hause zurückgelassen. Rudi ist neun Jahre jünger, sie habe ihn immer geliebt und versucht, ihm eine bessere als die eigene Mutter zu sein. Sie habe es eigentlich nicht verantworten wollen, ihn den Eltern zu überlassen. Nach dem Ende der Ausbildung habe sie doch großes Heimweh gehabt, sei dann mit 20 Jahren für ein Jahr zu den Eltern zurückgekehrt (erst viel später in der Analyse erfahre ich, dass zu dem Zeitpunkt die Zwillinge nicht mehr zu Hause wohnten). 1979 ging sie dann nach N., um dort zu arbeiten.

Seit Kurzem wohnt sie mit einer Freundin, Beate, zusammen. Wenn es ihr schlecht gegangen sei, habe Beate sie einfach in den Arm genommen; Beate sei ein Mensch, der sich zugleich abgrenzen könne und ihr ehrlich sage, wenn sie sich überfordert fühle, das habe ihr gutgetan: Mit einem Mann habe sie nie längere Zeit zusammengelebt. Sie sei immer nur »offene Freundschaften« eingegangen. Geborgenheit und Gleichberechtigung seien ihr nebeneinander wichtig gewesen. Ernst, der erste Freund, sei eine Chance gewesen, um sich von den Eltern unabhängig zu machen. Die Beziehung sei nach drei Jahren auseinandergegangen, sie habe sich und ihre Bedürfnisse zu wenig mitteilen können. Anlass für die Trennung sei die Examensphase gewesen, der Freund sei in Urlaub gefahren, das habe sie so gekränkt, dass er nicht gespürt habe, dass sie seine Unterstützung gebraucht hätte. In ihren Beziehungen fühle sie sich schnell für andere verantwortlich, komme dann mit ihren eigenen Wünschen aber zu kurz.

Psychodynamische Hypothesen nach dem Erstgespräch

Meine ersten psychodynamischen Überlegungen lauteten: »Auslösesituation ist das Scheitern der Schulprüfung; der Wunsch, das Abitur zu erreichen, bezeichnet den unbewussten Wunsch,

Rache an den Eltern zu nehmen, von denen sie sich schlecht versorgt fühlt, die Prüfung scheitert an den gegen die aggressiven Triebimpulse gerichteten Schuldgefühlen und an der Angst der Patientin, die Eltern zu verlieren, an die sie in der vorwurfsvollen Suche nach einer guten Beziehung gebunden bleibt. Gesucht wird das gute, versorgende mütterliche Objekt; genetisch betrachtet erlebt die Patientin durch die nur ein Jahr jüngeren Zwillingsschwestern sich als zu zeitig aus der Symbiose mit der Mutter verdrängt, ein empfundenes Defizit an Zuwendung bleibt zurück. Der Geschwisterneid auf die beruflich erfolgreicheren Schwestern wird verdrängt. Die verfrühte Autonomie führt zu einer frühen sozialen und beruflichen Verselbstständigung, intime Beziehungen scheitern jedoch immer dann, wenn neben der selbstständig erwachsenen Seite die unerfüllten Versorgungswünsche ins Spiel zu kommen drohen. Der Wunsch nach Anerkennung der Eltern wird durch ein angepasstes Leistungsstreben gesucht. Die ödipale Auseinandersetzung mit der Mutter wird durch den frühen Hass auf die Mutter und wegen der mangelnden Bestätigung durch den Vater erschwert. Sie wird auf die Erziehung des jüngeren Bruders verschoben und dort ausgetragen.«

Als Diagnose legte ich fest: mittelgradige depressive Störung, Dysthymie.

Die Entscheidung für die Analyse (15 Therapiestunden im Sitzen)

Am Ende des Erstgesprächs biete ich Frau Y. eine Analyse an. Sie aber bestimmt, dass sie erst nach 14 Tagen wiederkommen wolle, um zu einer langsamen Entscheidung für sich zu finden. Frau Y. vermittelt mir ein starkes Bedürfnis, nicht gedrängt zu werden, dem ich entspreche. Rückblickend denke ich, dass ein zentraler Konflikt bereits in der ersten Stunde in der Übertragung deutlich wurde: In ihrem Misstrauen und in der Wahl der weiträumigen Stundenfrequenzen kontrolliert mich die Patientin, um sich gegen die große Sorge ihres Lebens, nämlich doch »abgetrieben« zu werden, den Anderen auf diese Weise zu verlieren, zu wappnen.

Sie kommt in die zweite Stunde zehn Minuten zu spät, damit ich ihre Tränen nicht sehe, sie ist in einer aufgelösten und depressiven Stimmung. Sie erzählt von ihrer beruflichen Unzufriedenheit, von ihrem Neid auf die Freundin Beate, die sich besser abgrenzen könne. Auf Deutungsversuche reagiert sie mürrisch und abweisend. Ich spreche den Wutaffekt an, der in ihrer Klage liegt, die Wut darüber, schlecht versorgt zu sein. Sie reagiert, indem sie keine Terminvereinbarung trifft, sondern mich anrufen will. Wieder habe ich das Gefühl, ich muss sie in ihrer Suche nach dem notwendigen Sicherheitsabstand gewähren lassen.

Es fällt mir nicht leicht, mir einzugestehen, dass ich mich zurückgewiesen und verletzt fühle, wo ich ihr doch eine Therapie angeboten habe. Ich verschiebe dieses Gegenübertagungsgefühl erst einmal auf eine diagnostische Frage: Kann Frau Y. überhaupt eine Psychoanalyse machen? Ich suche daher Rat in einem kollegialen Supervisionsgespräch, in dem mir wegen der Tiefe der Depression und der paranoiden Tendenzen tatsächlich von einer Analyse abgeraten wird. Später konnte ich meine Zweifel als Agieren in der Gegenübertragung verstehen, in einem unbewussten Arrangement, die Patientin doch loswerden zu wollen, das sich in das Supervisionsgespräch hinein fortgepflanzt hat.

In der dritten Stunde vereinbaren wir, die Therapie mit einer Stunde pro Woche zu beginnen. Zur Analyse überlegt sich Frau Y.: »Ich bin so klein geblieben, und auf der Couch wäre ich es auch.« Ohnehin fühle sie sich Männern gegenüber klein und ausgeliefert, sie kann in einem Zustand von Verwirrung längere Zeit nichts sagen und dann meint sie: »Als ich das Wort ›Nazi‹ begriffen habe, habe ich spontan an meinen Vater gedacht.« Der Vater sei zu Besuch gekommen, sie sei eine halbe Stunde verspätet zum vereinbarten Treffpunkt gekommen; sie wolle mitentscheiden, sonst habe sie ein unerträgliches Ohnmachtsgefühl. Ich deute dieses Ohnmachtsgefühl in der Übertragung: Sie möchte über mich bestimmen, um sich nicht ohnmächtig zu fühlen. Ich muss mich um den Kontakt zu ihr bemühen, ich muss ihn herstellen, nicht sie, durch die Kontrolle vermeidet sie die Fantasie einer oralen Versagung und die damit verbundene Depression. Ich habe das Gefühl, dass ich ihr zugleich zeigen muss, dass ich ihre Abwehr respektiere.

Mir gefällt ihre bildhafte Sprache, durch die ich mich angezogen und verlockt fühle, zugleich aber werde ich auch immer wieder zurückgewiesen. Sie kleidet sich schöner und gepflegter, die Atmosphäre wird freundlicher und etwas weniger misstrauisch. In der ersten Stunde einer gelösteren Atmosphäre bringt sie mir das Antragsformular der Krankenkasse mit, das zwar ausgefüllt, aber nicht unterschrieben ist.

Wir besprechen daraufhin ihre starke Unentschlossenheit; sie will bei einem Mann Analyse machen, aber ihre Minderwertigkeitsgefühle den Männern gegenüber hindern sie. Dazu erinnert sie: Der erste Freund Ernst war vom Vater besser akzeptiert worden als sie. Als Rudi geboren wurde, hatte sie das Gefühl, sie müsse das Zimmer räumen, sie habe keine Heimat mehr, seit der Sohn da sei. (Viel später in der Analyse wird dieser Punkt deutlicher werden: Zwar hatte sich der Vater über die Töchter gefreut, aber die Mutter war enttäuscht darüber, nur Mädchen zu haben. Sie hatte sich gewünscht, vier Jungen zur Welt zu bringen.) Auf das Erleben ihrer Minderwertigkeitsgefühle in der Stunde reagiert sie mit kaltem Zorn.

Sie kommt in der nächsten Stunde wieder später, sodass ich auf sie warten muss. Allmählich aber merkt sie, dass sie auch gerne kommt; allerdings überlässt sie es mir, den Wunsch nach mehr Stunden anzusprechen. Zugleich mit dem ersten vorsichtigen Vertrauen, das ein Arbeitsbündnis entstehen lässt, wird die Depression spürbar; sie weint zum ersten Mal. Sie hat die Fantasie, auf dem Boden in meinem Zimmer sitzen zu wollen, ich deute ihr, dass sie Kind werden und eine Analyse beginnen wolle. Sie spürt den Wunsch, aber die Gegenreaktion bleibt nicht aus; ich müsse die Couch umstellen, da ich sonst zwischen Tür und Couch säße, ihr der Fluchtweg abgeschnitten sei. Einmal sehe ich, dass sie bereits eine Viertelstunde vor der Sitzung wartet, worauf sie sich schämt, dass ich ihre Ungeduld gesehen habe. »Wenn ich viel von mir hergebe, ziehe ich mich immer zurück.« So kommt gleich die Fantasie, dass die gerade neu eingebauten Doppeltüren in der Klinik sie wiederum gefangen hielten. Als wir die Entscheidung zur Analyse treffen (14. Stunde), träumt sie in der Nacht vor der Stunde den *Traum von Kegel und Ei*:

> »Ich hatte das Bild von einem dunklen, nichts enthaltenden Raum, ein unbegrenzter Raum ohne Decke und Wände, wie ein Weltraum ohne Begrenzung. Von irgendwo her kam ein Strick herunter, am Ende des Strickes hing ein Ei, wie ein riesiges Lot,

> eine kugelige Form oder auch ein langer Kegel, ich hatte das Gefühl, mich an diesen Kegel anklammern zu müssen, aber ich bin immer weiter abgerutscht, ich hatte furchtbare Angst, aber ich wollte mich auch nicht festhalten, ich wollte auch prüfen, ob ich loslassen kann.«

In der gleichen Nacht ist noch ein Traum gewesen, eine Situation am Arbeitsplatz, viel reeller:

> »Ich war zwei Tage krank, ich hätte den Krankenschein bringen müssen, der Chef wollte mir nicht glauben, dass ich tatsächlich krank gewesen bin.«

Wir verstehen den Traum als Wunsch, sich bei mir fallenlassen zu können, wobei die Angst vor dem Sich-Verlieren im Dunkeln der Depression die Lust am Loslassen und Sich-Gehenlassen kontrastiert. Zugleich ist in der Auseinandersetzung mit dem Chef eine doppelte Frage an mich gestellt: Nehme ich ihr ab, wie krank sie ist? Lasse ich ihr die Rückzugsmöglichkeit (der Krankschreibung im Traum) oder nicht? Dass ich es letztendlich nicht akzeptieren soll, dass sie sich zurückzieht, das ist eine Deutung, die die Patientin nicht annehmen kann. Der Traum gewinnt in der Analyse später eine grundsätzliche Bedeutung: Eiform und Kegel, Brust und Phallus – sie weiß nicht, an wem sie sich festhalten soll, an der Mutterbrust oder am väterlichen Penis. Sie sucht den Penis wie die Brust auf. Deshalb müssen die Männer mütterlich sein und die Brust geben, wie ich es lange Zeit in der Analyse tun soll. Der Kegel ist auch ein Bild ihres Selbst, kein Kind, sondern ein Kegel, ein ungewollter Bastard, der nicht aufgenommen wird.

Verlauf der Behandlung

Darf ich im Boot bleiben oder gehe ich unter? (Der Kampf um die Regression)

Der Initialtraum wird in der ersten Zeit der Analyse in Szene gesetzt: Frau Y. hat den Wunsch loszulassen, nicht mehr zu kontrollieren und sich mir anzuvertrauen. Die damit verbundene Regression aber weckt große Angst vor dem Verlust der Autonomie und der Ich-Grenzen und mobilisiert harte Kontrollmechanismen. Sich fallen zu lassen ist mit dem Gefühl, fallengelassen zu werden und aus dem Boot geworfen zu sein, verknüpft.

Sie fühlt sich schon in der ersten Stunde weich und warm, zugleich befürchtet sie, ich könne ihr auf den Kopf spucken, die Stunde aus Langeweile abbrechen, an ihr herumnörgeln wie ihre Mutter – sie versammelt alle beängstigenden Möglichkeiten, um vor Überraschungen sicher zu sein. Aus der frühesten Kindheit existieren Kinderfotos, die sie beschreibt: Die Mutter habe sie ohne Liebe und mechanisch gehalten. Wenn sie von den abweisenden Eltern spricht, verfällt sie im Sprechen ins Präsens. Beim Vater wusste man nicht, woran man ist. Sie erinnert eine charakteristische Situation aus dem achten Lebensjahr: »Ich will dem Vater die Haare kämmen, ich bin von hinten an seinen Stuhl herangetreten, er hat gerade Zeitung gelesen und nicht reagiert, ich weiß nicht, hat es ihn gestört oder hat er sich gefreut.«

Ihre Stimmungen wechseln rasch; sie fühlt sich in einer euphorischen Weise wohl auf der Couch, ich werde zur ganz frühen »Alternativ-Mutter«, wo sie sich in der Symbiose aufgehoben fühlt; in einer idealisierenden Übertragung hat sie Wiedergeburtsfantasien. Sie träumt den *Traum von der anderen Conni* (20. Stunde):

> »Ich liege mit schwerem Körper unbewegt da, das Herz ist aus Stein, ich habe Angst und ich weiß nicht, ob es überhaupt noch schlägt. Da geht in meinem Inneren eine Tür auf, eine Figur tritt aus dieser Tür und aus meinem Körper (das geht ineinander über), es ist die andere Conni, die meinen Namen ruft.«

In der Stunde, in der sie diesen Traum erzählt, trägt sie zum ersten Mal einen Rock. Sie zeigt mir die andere Conni und ihr Wunschbild.

Dann aber wieder ist sie ängstlich, spricht kaum etwas in den Stunden. Ich habe zwei Gesichter für sie; »gut« bin ich, wenn ich sie gewährend akzeptiere und mich auch im Schweigen genauestens auf sie einstelle. Mir fällt auf, dass ich auch in langen Schweigepausen in meinen Gedanken nicht abschweife, sie fordert ungeteilte Aufmerksamkeit von mir, ich soll mich ganz auf sie einstellen. »Böse« bin ich, wenn ich von ihr getrennt bin, indem ich sie in Gedanken verlasse, oder wenn ich deutend in sie eindringe. Sie versucht, mich zu kontrollieren, ich soll ihr nicht zu nahe kommen, ich soll aber auch nur bei ihr sein. Wenn zu Beginn der Stunde ein Fenster offen ist, bittet sie mich, es zu schließen, ich soll mich, so verstehen wir es miteinander, entfernen, bis sie sich auf die Couch gelegt hat, zugleich aber soll nichts von außen an Lärm hereinkommen und uns stören. Einmal schimpfe ich spontan über den Lärm eines Tieffliegers, sie spricht in der ganzen Stunde nichts mehr und ist gelähmt vor Zorn. Nachdem ich ihr sage, dass ich kein eigenes Gefühlsleben haben, sondern ganz für sie da sein soll, bejaht sie: Sie hatte sich sofort verlassen gefühlt.

Andererseits hat sie Ängste vor Verschmelzung und dem Verlust der Ich-Grenzen; in eine Stunde kommt sie wütend, sie habe bemerkt, ich hätte ihre Wortwahl übernommen, wir sprächen eine gemeinsame Sprache, sie könne sich dann nicht mehr orientieren, was sie selbst und was ich gedacht hätte. Sie macht mir Vorwürfe, wenn ich die Stunde nicht ganz pünktlich abschließe. Sie will nicht abhängig sein: Wenn ich eine Stunde verschieben muss, kommt sie in der nächsten Stunde zu spät. Als der Sommerurlaub näher rückt, will sie die Therapie abbrechen und spricht in den Stunden kaum etwas. Dann sind alle meine Deutungen falsch; sie bestätigt sie nicht, sie projiziert ihre Bedürfnisse: Sie trifft mich nach einer Stunde in der Stadt und macht mir Vorwürfe, ich würde ihr nachlaufen.

Meine eigene Aktivität in dieser ersten Phase der Analyse besteht vor allem darin, für die Patientin emotional präsent zu bleiben – es fällt mir trotz der Angriffe und trotz der oft langen Schweigepausen nicht schwer, da die Patientin mir zugleich eine starke Sehnsucht nach einer Beziehung zu mir vermittelt. Ich deute ihr die Angst, eigene Wünsche wahrzunehmen, da sie sich sonst verlassen fühlen müsse; daher ziehe sie es vor, mich zu kontrollieren, mich immer wieder in Gedanken zu verlassen.

Mücken, Schlangen, Leichen oder: Wer stößt wen aus dem Boot? (Gier und Neid)

Immer wieder in der Behandlung gibt es richtungsweisende Träume, die neue Erlebnisdimensionen erschließen und die Entwicklung der Übertragungsbeziehung vorwegnehmend ankündigen. So auch der *Traum von den Mücken* (40. Stunde):

> »Ich gehe in einer feuchten Moorgegend; es gibt wahnsinnig viele Insekten. Ich entdecke in meiner Hand lauter kleine Punkte, und dann sehe ich, dass beim Drücken auf diese Punkte lauter Mücken herauskommen. Ich habe ein schreckliches Ekelgefühl, und dennoch habe ich die Mücken nicht getötet, sondern sie fliegenlassen.«

Frau Y. beginnt, ihre Wünsche nicht nur projektiv abzuwehren, sondern sich mit ihren gierigen, stechenden und saugenden Wünschen zu konfrontieren; ein weiterer Traum zwei Wochen später (46. Stunde) ergänzt den Mückentraum:

> »Ich bin hohl, ich schaue auf bzw. in mich, mit nach innen verdrehten Augen, und in mir sind Tiere mit großen Köpfen und Mäulern, z.B. eine Schlange, ihre Zunge und der aufgerissene Mund sind ganz ekelig, nur die Augen schauen freundlich.«

Die Selbstreflexion in der Analyse, die nach innen gedrehten Augen, zeigen ihr die gierigen Seiten ihrer Persönlichkeit. In ihren Assoziationen haben die Mücken mit ihrer Weiblichkeit zu tun, sie kommen aus ihrem Körper wie das Menstruationsblut und sind ebenso ekelig wie die Periode. »Die Mücken haben mit meiner Weiblichkeit zu tun; einen weiblichen Körper zu haben, das war für mich immer eine Bedrohung, Mann sein, das hat für mich bedeutet, stark zu sein, deshalb habe ich immer nur Hosen getragen, niemals Röcke.« Als sie zur Zeit der Menarche Kopfschmerzen hatte, wurde sie von der Mutter zum Neurologen geschickt, anstatt dass die Mutter mit ihr geredet hätte. Der Vater hat nur über die Frauenleiden gelacht. Eine Schlange im Leib zu haben oder einen Stachel wie die Mücke zu besitzen, das wäre auch der Wunsch, einen Penis zu haben und dadurch stark und aggressiv zu sein; dieser Aspekt wird aber erst später Thema.

Die Analyse des Traumes mobilisiert eine affektive Verlebendigung: »Die innere Wand hat ein Loch bekommen, ich weiß jetzt nicht mehr, ob ich es zustopfen soll oder nicht.« Sie wird emotional spürbarer für mich, die Depression kann sich Platz schaffen, sie weint viel, ohne das Gefühl zu haben, im Weltall unterzugehen. Sie erlebt ihren Hass auf mich, ohne ihn durch Stundenausfall oder Zuspätkommen agieren zu müssen. Aber sie hat Angst, dass die Mücken mich schädigen könnten, so wie es bei der Mutter war; man hat die Mutter nie angreifen können, sie sei immer unzufrieden gewesen, sie habe sich schnell verletzt gefühlt und meist bösartig reagiert. Die Mücken können aber nicht nur mich stechen, sondern auch die Geschwister; sie entwickelt einen massiven Geschwisterneid auf die Mitpatienten.

Die Donnerstagsstunden sind meist spröde. Wir finden heraus, dass sie den Patienten dafür verantwortlich macht, der vor ihr seine Stunde hat, ein Mann, der so aussieht, als habe er mich völlig ausgesaugt, sodass für sie nichts mehr übrig sei. Diese Fantasie verlebendigt einen Teil der Mutter-Imago, die Mutter ist von den Geschwistern überlastet und hat für sie keine Kraft mehr. Aber auch die Vater-Imago wird mobilisiert: Ich kann, wie ihr Vater, Männer besser akzeptieren. (Die Nähe und Austauschbarkeit von Vater- und Mutterübertragung ist ein besonderer Aspekt am Anfang der Therapie, so wie im Initialtraum Ei und Kegel ineinander übergehen.)

Der Vater hat ihren ersten Freund Ernst als Gesprächspartner akzeptiert, aber nicht sie. Sie berichtet über ihre Beziehung zu Männern: »Immer, wenn ich mir Wünsche zugestanden habe, bin ich weggegangen vor lauter Angst.« Sie trifft mich erneut außerhalb meines Zimmers im Gang der Klinik und ist sehr irritiert, sie hat in der Nacht darauf (52. Stunde) den *Traum vom Augen-Blick*, der zwei Teile hat:

> 1. Teil: »Ich bin auf der Straße, ich bin nackt, ich schaue mir meinen Körper an, vor allem die Brust, auf der anderen Seite steht ein weiß gekleideter Mann, der das Gesicht von meinem Vater oder von Ihnen hat, ich habe mich geschämt, dass ein Mann gesehen hat, wie ich meinen Körper anschaue.«
>
> 2. Teil: »Da geht es auch um meinen Körper. Ich wollte eine Art Ohrring an meinem Augenlid anbringen, in dem Augenblick reißt das Augenlid auf, es entsteht ein Loch, schmerzlos, ich kann es in der Nacht nicht schließen, sondern muss immer schauen.«

Sie hat einen Exhibitionswunsch geträumt: sich als Frau anschauen zu können und von einem Mann, dem Vater oder mir, angeschaut zu werden. Aber sie muss sich in diesem Wunsch sofort kontrollieren, das Auge darf nicht mehr zugehen, sondern muss immer offenbleiben. Zum ersten Mal erlebt sie ihre Erstarrung auf der Couch, sie beschreibt sie als »Schockstadium« oder mit einem Kinderwort als einen »tollpatschigen Zustand«. Das Auge ist auch das Genitale, das sich in der Nacht nicht mehr verschließen will; ich spüre in den Stunden darauf in meiner Gegenübertragung erotische Empfindungen, ich nehme die Patientin affektiv als Frau wahr, und sie klagt in den Stunden nach dem Traum über ein Augenjucken. Sie beschäftigt sich selbst noch nicht explizit mit ihrer Sexualität, sondern mit deren beängstigenden Konsequenzen. Eine Freundin, Birgit, hat ihre Schwangerschaft abgebrochen. Ihre eigene Mutter war später, als sie etwa 17 Jahre alt war, noch einmal schwanger gewesen und hatte eine Interruptio durchführen lassen. Frau Y. fühlt sich mit dem abgetriebenen Kind solidarisch. Sie kann in der Analyse noch nicht ihren eigenen Körper betrachten, vielmehr gehen ihre Gedanken sofort zum Körper der Mutter, dann ist sie wieder nicht Frau, sondern das abgetriebene Kind.

Vor dem ersten Sommerurlaub weicht sie einer Depression aus, indem sie wiederum eine Verkehrung ins Gegenteil vornimmt: Sie schweigt viel, trägt sich mit dem Gedanken, die Analyse abzubrechen, wieder will sie mich verlassen. Sie macht mir Vorwürfe und vergleicht sich mit dem Philodendron in meinem Zimmer, das zum bevorzugten Geschwister wird: »Das Bäumchen hier darf wachsen, und ich nicht.« Nach dem Urlaub freut sie sich, mich wiederzusehen, aber sie berichtet sogleich von einem Fahrradunfall während der Zeit; als sie stürzte, hatte sie die Vision, ein kleines Mädchen zu sein, das auf meinem Schoß sitzt, und ich lasse sie zu Boden fallen. Sie hatte lange gezögert, ob sie wiederkommen solle. Immer mehr werde ich in der Übertragung zur bösen Mutter, die unentwegt getestet wird, was sie aushält, was sie geben kann.

Die Stunden wechseln, manchmal sind sie sehr persönlich und intim, dann wieder fühle ich mich ausgetrocknet durch die »Materialflucht« und ein trotziges Schweigen. Ich spüre, wie die Patientin in mir den Wunsch mobilisiert, es ihr möglich recht zu machen und sie gut zu bemuttern, aber es kann mir gar nicht gelingen: Sie ist immer das abgewiesene und verlorene Kind, das für sich selbst sorgen muss, im Gegenzug macht sie mich zum verlassenen Kind, denn ich erfahre nichts mehr von ihr, die Außenwelt verschwindet weitgehend. Wir verstehen miteinander, dass es ihr darum geht, meine Aufmerksamkeit zu versammeln: »Ich muss dafür sorgen, dass Sie sich auf mich konzentrieren.« So spricht sie Sätze nicht zu Ende, sie versammelt das entscheidende Material an den Stundenenden, ich soll immer neugierig bleiben.

In meiner Gegenübertragung merke ich etwas Ungewöhnliches: Wenn Frau Y. zu Beginn schweigt, fällt mir Material aus den Stunden mit anderen Patienten ein, ich werde in der Gegenübertragung zur abweisenden Mutter, die sich immer auch den Geschwistern zuwendet oder die im Büro überlastet ist. In den Erinnerungen taucht die Mutter überall auf; ob sie echt oder unecht war, kann Frau Y. nicht wirklich sicher wahrnehmen. Ob sie sich über ihre Mutterrolle freute oder nicht, bleibt offen. »Immer erst, wenn ich trotzig wurde, hat sie mich wahrgenommen, entweder musste ich warten, bis eine Lücke war, oder es musste etwas ganz Besonderes sein, auch etwas von einer Negativleistung, ich musste hervorstechen, damit sie mich überhaupt sieht.«

Auch mir gegenüber möchte sie sich weiter als nicht geliebtes Kind fühlen. Dass ihre Stunden am Nachmittag liegen, weil sie erst nach der Arbeit kommen kann, vergisst sie; sie ist überzeugt, dass sie deshalb so spät stattfinden, weil »es halt so ist, am Rande zu stehen, die Letzte zu sein«. Durch die immer neue Aktivierung der negativen Mutterübertragung schützt sie sich vor ihren Abhängigkeitswünschen. Der *Traum von der Behinderung* (70. Stunde) zeigt diese Ambivalenz:

> »Ich habe mit meinen Eltern, in der Mitte zwischen ihnen, auf einem Sofa gesessen. Ich habe die ganze Zeit versucht, wieder loszukommen, ich war fest eingequetscht zwischen den beiden, die Arme waren nach hinten verdreht, ich habe versucht, die Maske vom Gesicht zu nehmen, aber ich konnte es nicht, da ich die Arme nicht nach vorne gebracht habe, ich wollte aufstehen und weggehen, aber das ist mir so schwergefallen.«

Sie hat große Angst, auch bei mir nicht willkommen zu sein oder mich zu überfordern, wenn die Maske fällt. Die Behinderung im

Traum erinnert an die Lähmungszustände, das tollpatschige Gefühl auf der Couch. Sie möchte mir nahe sein, sie möchte auch bleiben und nicht von der Couch aufstehen, aber sie muss den Preis zahlen, sich zerdrückt und zerquetscht zu fühlen. (Die ödipale Dimension des Traumes spielt eine noch geringe Rolle, alle Einfälle der Patientin zeugen von der emotionalen Austauschbarkeit der Eltern.)

Einmal wechsele ich meinen Arbeitsraum. Das größere und hellere Zimmer begeistert sie; die neue Decke auf der Couch gefällt ihr besser, die alte konnte sie nicht einmal berühren, sie hatte die Vorstellung, dass eine Magersuchtspatientin, die sie vom Sehen her kannte, sich in den Stunden in diese Decke einwickele, die sie dadurch ekelerregend fand. Erst jetzt sagt sie, dass sie im alten Zimmer öfter misstrauisch gewesen sei, dass im Schrank Tonbandgeräte oder eine »Abguckanlage« installiert gewesen seien. Die Eltern hatten einmal, als sie drei Jahre alt war, ohne das Wissen der Kinder Tonbandaufnahmen im Kinderzimmer gemacht, sie sieht eine Maßnahme der Überwachung darin, nicht aber das Interesse. Sie träumt den *Traum von der Handtasche* (92. Stunde):

> »Irgendwo habe ich meine Handtasche stehen gehabt. Ich war weggegangen, und als ich wiedergekommen bin, fehlte mein Geld und alles, was in der Handtasche war. Ich habe mich furchtbar geärgert, jemand hatte die Gelegenheit, sich da etwas herauszunehmen. Ich wollte das Geld wiederhaben, ich habe alle möglichen Menschen gefragt, ob sie mein Geld gesehen haben; es waren Leute aus der Theatergruppe. Ich war ganz verzweifelt, keiner konnte mir etwas sagen. Aufgewacht bin ich dann, weil ich es nicht gefunden habe.«

Auf diese Weise erfahre ich, dass sie seit einiger Zeit schon in einer Theatergruppe spielt. Sie hatte mir nicht erzählt, dass es ihr stimmungsmäßig besser geht und sie unternehmungslustiger geworden ist. Mitten im Erzählen hat sie paranoische Anmutungen. Auf einem Wandteppich im Zimmer seien Totenköpfe, der Philodendron strecke lauter Zungen heraus. Ich deute ihr den Traum: Ich bin der Mann, der ihr das Geld aus der Handtasche nimmt. Wenn ich als Mann in ihre Intimsphäre eindringe (Handtasche =

Uterus), hat sie das Gefühl, ihre Schätze zu verlieren, dann werde ich für sie übermächtig. Sie hat viele Einfälle: Sie sagt mir, wie dankbar sie mir ist, dass es ihr besser gehe, dass sie sich aber ohne den Schutz der Depression als Frau und dann aber zugleich minderwertig fühle und gerne ein Mann wäre. »Jedes Mal, wenn ich versucht habe, eine Frau zu sein, hat es mir wehgetan und ich bin verletzt worden.« Der Vater hat die Kinder häufig gefilmt, sie war wütend, nur eine von drei Schwestern zu sein, er habe Kommandos gegeben, wie sie sich aufzustellen hätten; sie habe ihm die Zunge rausgestreckt, auch das habe er gefilmt. Nun ist es die Pflanze im Zimmer, die ihr die Zunge herausstreckt, sie projiziert ihre Exhibitionswünsche.

Sie erzählt mehr von den Männern in ihrer Umgebung, vor allem von ihren Unterlegenheitsgefühlen den Männern am Arbeitsplatz gegenüber. Sie beginnt, sich in den Stunden positiver zu empfinden, sie hat wohlige Körpergefühle auf der Couch, und sofort testet sie mich, indem sie sagt, sie brauche jetzt nur noch zwei Stunden pro Woche. Im Grunde hat sie Angst, dass ich sie fortschicke: »Ich kann machen, was ich will, die Geschwister sind wichtiger.« Sie hatte mir auch nicht erzählt, dass sie schon Monate zuvor umgezogen ist; sie wollte mit ihrer Kollegin Beate nicht mehr zusammenwohnen, sie hatte zu starke Rivalitätsgefühle, sie zog stattdessen mit einer anderen Freundin, Susi, zusammen. Sie erzählt mir kaum etwas aus ihrem Leben: »Wenn es zu starke Sachen sind, filtere ich. Die Analyse ist ein Ein-Kanal-System, ich trage viel weg von ihr und heraus, viel mehr als ich hineintrage … Das ist ein eigenes Erleben, wenn es unausgesprochen bleibt, sobald ich etwas sage, ist es verloren.«

Sie wird lebendiger, macht sich breiter, zeigt ungenierter die Versorgungsansprüche, die sie nicht mehr abwehrt. Sie versucht, den Zwang zur »Großen-Schwester-Rolle«, das heißt zur altruistischen Abtretung, abzuschütteln und mehr von sich zu zeigen, sich etwas zu nehmen. In der Theatergruppe spielt sie mit einem Mann zusammen, der nach einer Probe einen Toast ausgibt, »auf alle Frauen, mit denen ich habe zusammenarbeiten müssen«, als Antwort schüttet sie ihm ein Glas Sekt ins Gesicht. »Meine Mutter hat mir neulich gesagt, ich sei ein bequemes Kind gewesen, darüber habe ich mich sehr geärgert.« Sie freut sich darüber, dass sie mich anstrengt. Sie testet meine Geduld, nach anfänglichem Schweigen fragt sie triumphierend, ob ich ungeduldig würde, oder wenn sie zu spät kommt, sagt sie mit einem Lächeln: »Entschuldigen Sie, dass Sie haben warten müssen.« Sie spürt ihre »Raubtierseiten«, wie sie sagt. Sie sehnt sich nach maskenfreien Wünschen. In dieser Zeit träumt sie den *Traum von Beeren und Kürbis* (103. Stunde):

> »Ich bin in einen Wald gegangen und wollte etwas sammeln, Beeren und Kräuter. Ich bin an eine Lichtung gekommen, da hatte schon jemand gesammelt. Es lagen Körbe dort mit süßen Beeren, außerdem war ein Kürbis offen und angeschnitten. Es war mir klar, dass dort schon eine Frau gewesen ist. Ich konnte nicht vorbeigehen, sondern musste etwas von allem nehmen, auch von dem Kürbis. Ich fand es nicht gut, dass ich etwas davon genommen habe, ich konnte es aber auch nicht lassen. Die Beeren hab' ich eingepackt, den Kürbis hab' ich dort probiert, er hat mir sehr gut geschmeckt.«

In ihren Einfällen tauchen Frauen auf: Susi, der gegenüber sie voll Entsetzen Neid und Eifersucht entdeckt, die Schwestern, die Mutter. Es taucht die Sehnsucht nach einem weiblichen Vorbild auf: »Ich habe meine Weiblichkeit immer nur über einen Mann wahrgenommen.« Wir finden heraus, dass der Traum einen Wunsch erfüllt, nämlich sich von einer Frau ohne schlechtes Gewissen etwas einverleiben zu können, auch wenn es ein Raub ist. Ihr fallen zu den Beeren die Eierstöcke und zum Kürbis die Brust ein. Erst jetzt erfahre ich mehr über die Zwillinge: Karla ist Architektin in Aachen, Anne Grundschullehrerin. Karla hat es als Liebling des Vaters gar nicht so leicht, sie wurde oft geschlagen, wenn sie sich den Liebesbeweisen des Vaters entzog. Frau Y. selbst wurde verschont: Das Weltbild, wie im Initialtraum immer nur »Kegel« zu sein, weicht etwas auf. In der Übertragung werde ich zur Mutter, die man belasten und quälen kann. Sie sucht nach meinen Beeren und Kürbissen. Die Erinnerungen an die Mutter häufen sich. »Einmal war ich allein in der Wohnung und habe traurige Lieder gesungen. Die Mutter ist dann gekommen, sie hat nachgefragt, was ich singe, sie hat überhaupt nicht mitbekommen, wie traurig die Lieder gewesen sind.« Unter einem Kinderfoto der Patientin steht ein Satz der Mutter: »Es ist so wunderschön, gewartet zu werden.« Die Mutter habe sie eben nur gewartet, sie ist Krankenschwester gewesen, sie sei mit den eigenen Kindern nur professionell umgegangen, sei immer überlastet gewesen. Die Mutter habe düstere Beschreibungen aus ihrer eigenen Jugend gegeben, sie habe schwere Kriegszeiten erlebt und eine entbehrungsvolle Jugend gehabt, doch heute ist sie nur auf sich bezogen. Sie tyrannisiert den Vater mit ihren Launen.

Im üppig wachsenden Philodendron erkennt sie ihre »unbändige« Triebwelt wieder: Sie erschrickt, dass ich die Pflanze wuchern lasse, aber als ich einige Triebe festbinden muss, ist sie ebenfalls empört. Zu der Zeit, in der ihre »Raubtierseite« ausgiebig Thema wird, überfährt sie am Sonntagabend ein Stoppschild und stößt mit einem anderen Wagen zusammen, beide Fahrzeuge haben Totalschaden, aber niemand ist verletzt. Der Unfall ereignete sich am Sonntagabend; wir verstehen den Zusammenhang zu den Analysestunden, die montags, dienstags und donnerstags stattfinden. Am Sonntagabend ist die Wut über meine lange Abwesenheit am größten. Sie ist entlastet, als sie spürt, dass sie auch in der Analyse Stoppschilder überfahren möchte, dass sie mir gegenüber unbändig sein möchte und dass es dann schwer wird zu akzeptieren, dass ich ein eigenständiges Leben habe und sie am Wochenende alleine lasse.

Gerade als sie Geburtstag hat, mache ich einen kurzen Urlaub. Sie macht mir jetzt viel offener Vorwürfe, dass ich sie gerade da alleine lasse, wo sie ihren Neubeginn plane. In dieser Zeit erzählt sie mir viel über ihre Arbeit, die Rattenexperimente, in denen die Ratten im Käfig isoliert werden, wo sie immer gieriger werden. Die Positionen sind austauschbar: Einerseits fühlt sich die Patientin in ihrer negativen Mutter-Übertragung wie eine Ratte im Käfig oder wie im Gefängnis, andererseits sperrt sie mich durch ihr Schweigen ein und macht mich gierig.

Allmählich wird mir der Masochismus in dem depressiven Erleben deutlicher. Sie muss das Bild von sich aufrechterhalten, dass sie der »Kegel« ist, die verkannte und benachteiligte Frau. Ihre Wohngenossin Susi zieht aus der gemeinsamen Wohnung aus, Susi ist in ihren Augen ein eigensinniger und egoistischer Mensch, wieder fühlt sie sich nicht gesehen. Die Studentin Susi verkörpert die studierenden Zwillingsschwestern. Sie sagt dann willkürlich eine Therapiestunde ab, weil sie gerade zu der Zeit Susis Zimmer renovieren müsse. Ich deute ihr: Wenn ein Mensch sie verlässt, dann muss sie selbst einen anderen verlassen oder sich bestätigen, dass alle Beziehungen sterben. Auch ihre Depression hat ein masochistisches Element, sie beinhaltet ebenfalls einen Vorwurf an die Eltern: Sie will den Eltern zeigen, dass sie für sie nichts Gutes bewirkt haben, deshalb darf es ihr selbst nicht gutgehen. Sie träumt den *Traum von der Leiche* (125. Stunde):

> »Es hängt mit der renovierten Wohnung zusammen. Ich habe von einem imaginären Nachbarn geträumt, den ich nicht kenne. Er hatte etwas zu verbergen, nämlich eine Leiche. Ich war mitverantwortlich, ich wusste aber gar nicht, warum; um in die Wohnung zu gelangen, musste ich die Leiche mitakzeptieren. Die ganze Zeit hatte es mich belastet, dass es sie gibt, wenn ich da einziehe. Das klärende Moment bestand darin, dass ich eine Tür gefunden habe mit einem Sicherheitsschloss, die ich aufmachen konnte. Ich war unheimlich froh, von der Schuld befreit zu sein. Es war schwierig gewesen, die Leiche zu verbergen, dass niemand sie findet, ich habe sie selbst auch nicht gesehen, ich wusste nur, dass es sie gibt und dass sie öfter mal woanders gewesen ist, im Keller oder im ersten Stock, dann war sie in einer blauen Plastiktüte versteckt. Ich wusste nur, dass ich nicht aktiv an dem Mord beteiligt war, aber ich habe mich verantwortlich gefühlt. Der Schlüssel hat in der Tür außerhalb gesteckt, ich hatte das Gefühl, ich brauche nur drei Schritte darauf zuzugehen, dann könnte ich aufschließen, wann immer ich will.«

In ihren Einfällen bin ich der Nachbar und die Leiche ist ein Teil von ihr, nämlich ihre negativen Gefühle. Ich sage ihr, dass ich sie umbringe, wenn ich sie, zum Beispiel im Urlaub, verlasse, dass sie aber auch den Wunsch hat, die Leiche zu sein, um Vorwürfe machen zu können. Aber es gibt auch die Tür mit dem Schlüssel (den Phallus), den ich auch verkörpere: »Endlich versteht mich jemand, die letzte Stunde war ein ganz erhebendes Gefühl.« Sie ist aber auch der Nachbar, sie fantasiert erleichtert über ihren Hass auf mich, der immer wieder auftaucht. In den Stunden darauf fühlt sie sich entlastet, sie möchte mir nahe sein, aber sie hat die Fantasie, dass zwischen Couch und Sessel ein »Puffer« entsteht, sie fühlt sich ganz klein, und die Leiche im Müllsack ist ihr Müll: »Es darf mir niemand in die Mülltüte schauen.« Sie fühlt sich dann so unterlegen, denn die Mülltüte ist ihr weibliches Geschlecht.

Sie fährt übers Wochenende nach Paris. Erst viel später erzählt sie, dass sie mit Karla und Anne verreist war. Ich soll nicht wissen, dass sie sich auch mit den Zwillingen gelegentlich gut versteht. Ich könnte sonst eifersüchtig werden, wie der Vater, der nicht wollte, dass die Geschwister zusammenhalten.

Die Wiedergeburt: Das versteinerte Kind wird lebendig – das Boot geht nicht mehr unter (Überwindung der Depression)

An einem Wochenende fährt sie zu den Eltern und ist nachträglich froh, dass sie ohne deprimierte Stimmung das Wochenende überstanden hat und sich besser abgrenzen könnte. Ganz am Ende der nächsten Stunde, so dass wir nicht mehr zur Bearbeitung des Traumes in der Stunde kommen, erzählt sie den *Traum vom Therapeuten als Freund* (134. Stunde):

> »Ich wollte Sie meinen Eltern vorstellen, aber ich habe Sie verleugnet, ich wollte das nicht sagen, wer und wo Sie sind und welche Bedeutung Sie für mich haben. Sie haben einen Kasten bei sich, da sind Sachen drin, die meinen Eltern besser gefallen als mir. Es war kein spezieller Raum, ziemlich abstrakt, im Kasten sind Flaschen mit Getränken.«

Sie stellt mich im Traum nicht als Analytiker, sondern als Freund dar, aber ich habe Flaschen im Kasten, die den Eltern besser gefallen könnten, so wie Ernst, der erste Freund, den Eltern besser gefiel, mit dem der Vater über Literatur diskutierte, während er sie abwertete. Die Freunde spielen eine größere Rolle. Dieter, der zweite Freund, taucht in ihren Assoziationen auf, sie habe sich abrupt von ihm getrennt, als sie mehr Nähe von ihm wollte: »Ich konnte die Nehmer-Rolle nicht akzeptieren und bin gegangen.« Um nicht in die Nehmer-Rolle zu geraten, behandelt sie mich wie einen Freund, um den man sich kümmern muss: Sie erspürt jetzt meine Stimmungen, wenn sie mich traurig erlebt, versucht sie mich aufzuheitern, sie ist in ihrem Auftreten hübsch und attraktiv, die Sprache enthält eine viel deutlichere sexuelle Unterfütterung. Ich beschäftige sie weiter in den Träumen. Es fällt eine Stunde aus, und in der Nacht nach der ausgefallenen Stunde träumt sie den *Traum vom Teddy-Mann* (142. Stunde):

> »Ich war auf einer Reise. Ich bin einem Mann begegnet, wo ich das Gefühl hatte, ich kann mich da anlehnen, er war wie ein Teddy, warm und weich und beschützend. Ich hatte den großen Wunsch, mich anzulehnen, aber im Moment wusste ich, dass es nicht von Dauer ist, ich habe im Traum in den Armen des Mannes geweint, bin dann aber aufgewacht.«

In ihren Einfällen bin ich der Teddy-Mann – ein mütterlicher Mann. Ich verstehe den Teddy auch in seiner Bedeutung als Übergangsobjekt: Sie ist mit mir lange auch eher wie mit einem Übergangsobjekt umgegangen, die omnipotente Verfügung über mich, die in der Kontrolle und dem Nähe-Distanz-Wechsel liegt, lindert ihre Separationsängste. Sie betont, dass im Traum schnell das Gefühl der Angst da ist, dass die Zärtlichkeit nicht von Dauer sei und sie doch fallengelassen werde. Ich deute ihr, dass sie die Erfahrung, vom Boot fallengelassen zu werden, ja in jeder Stunde nach wie vor reproduziert, indem sie sich erst am Ende emotional engagiert, so dass ich immer wieder unterbrechen muss. Sie weiß um ihr starkes Nachholbedürfnis in der Analyse.

Die regressiven, negativ gefärbten Höhlenfantasien, die im Zusammenhang mit der Analyse standen (Rattenkäfig, Gefängnis), werden von positiven Mutterleibsfantasien abgelöst. Die Analyse ist wie eine Straßenbahn, sie fühlt sich auf der Reise in einem geschlossenen Raum, sie muss die Richtung nicht bestimmen, sondern lässt sich schaukeln. Sie träumt den *Traum vom versteinerten Kind* (157. Stunde):

> »Er spielt im Inneren einer Pyramide, die nur oben offen ist, so dass ein Lichtkegel hineinfallen kann. In der Mitte dieses Kegels sehe ich ein Kleinkind im Krabbelalter, neben ihm eine Röhre, das Kind schaut in die Röhre zurück, es sieht ganz grau aus

und versteinert. Aus dem Dunkeln taucht eine große männliche Hand auf, diese Hand hebt das Kind hoch, und während es in dieser Hand liegt, wird es rosig und verliert die graue Farbe. Es wird weich und geschmeidig.«

Die Röhre ist in ihren Einfällen der Geburtskanal, die wärmende Hand ist meine männliche Hand, wiederum spielt der mütterliche Mann zu dem Zeitpunkt der Analyse eine große Rolle. Sie selbst fühlt sich belebt und versteinert nicht mehr. »Meine Mutter hat mir mal erzählt, ich sei etwas früher zur Welt gekommen, an dem Tag sei sie unterwegs gewesen, die Mutter sei auf eine Straßenbahn gesprungen, dabei hätte sie einen frühzeitigen Blasensprung gehabt.« So wenig hat die Mutter auf sie geachtet. Leider habe ich den Zusammenhang mit den Fantasien über die Analyse als Straßenbahn zum Zeitpunkt des Traumes nicht gesehen.

Von diesem Zeitpunkt an in der Analyse habe ich das Gefühl, dass Frau Y. nicht mehr auf depressive Beziehungsmuster zurückgreifen muss. Ich spüre in meiner Gegenübertragung neben den mütterlichen immer mehr auch partnerschaftliche Gefühle. Vierzehn Tage nach dem Traum berichtet sie zum ersten Mal von einer aktuellen Beziehung, sie ist mit einem Freund, Rainer, zelten gewesen. Rainer ist verheiratet und hat drei Kinder. Sie erzählt ausführlich über das Zeltaufbauen, ihr ist es wichtig, dass er ihre praktischen Fähigkeiten nicht entwertet.

An dieser Stelle, nach ca. 180 Stunden, hört nicht die Analyse auf, wohl aber – aus Platzgründen – ihre Darstellung; in dem vorliegenden Zusammenhang ist entscheidend, wie an der depressiven Dynamik gearbeitet werden kann. Die sich anschließende »ödipale Phase« der Therapie wird nicht mehr dargestellt.

Rekonstruktion der Biografie unter psychodynamischen Gesichtspunkten

Frau Y. erlebt sich als das ungewollte Kind, das vor allem der Mutter nicht willkommen war, zumindest als Tochter abgelehnt wurde (»wegweisen«). Dieses Lebensgefühl, ungewollt und unerwünscht zu sein, begleitet sie bis zum Beginn der Analyse; es wird verstärkt durch den Neid auf die in denkbar knappem Abstand nachgeborenen Zwillingsschwestern, die sie frühzeitig von der Mutter verdrängen. Die hoffnungslose Suche nach der Mutter und der tödliche Neid auf die Geschwister werden abgewehrt, die bevorzugte Abwehrformation ist die altruistische Abtretung: Von nun an hat Frau Y. die »Große-Schwester-Rolle«, sie hütet die kleinen Schwestern, von nun an verzichtet sie und ist »die Vernünftige«, die mit ihren Ansprüchen zurücktritt. Scheinbare Anspruchslosigkeit und verdrängter Neid werden ihr immer wieder die Beziehungen zu Frauen erschweren oder zerstören. Der unbewusste Wunsch, andere Menschen zu »verschlingen« und ganz bei sich zu haben, bleibt als beängstigender Anspruch ein Beziehungshindernis; der Wunsch nach Vereinnahmung des Anderen wird notwendigerweise immer neu enttäuscht. Die exzessiven Gefühle von Enttäuschungswut werden abgewehrt und wandeln sich zu depressiven Gefühlen. Die abgewehrte Aggressivität bleibt in der Vorwurfshaltung der Patientin spürbar, an der sie immer festhält: dass sie in jeder Situation die Zu-kurz-Gekommene ist.

Der Geschwisterneid geht mit dem Hass auf die Mutter einher. Die Mutter, die durch Beruf und Kinder überlastet und gereizt, aber durchaus nicht immer lieblos oder ablehnend war, wird so stark entwertet, dass eine Identifikation mit ihr enorm erschwert ist. Der Hass auf die Mutter wird zum Selbsthass auf die eigene Weiblichkeit, Frau Y. kann sich als Frau nicht positiv besetzen und erleben. Durch den frühen Hass auf die Mutter wird die ödipale Auseinandersetzung mit ihr besonders heftig, aber auch durch besonders starke Schuldgefühle erschwert.

Fassen wir kurz zusammen, wodurch die – nicht mehr dargestellte – Bearbeitung ödipaler Konflikte geprägt war. Die ödipale Beziehung wird insbesondere dadurch erschwert, dass der Vater in ihren Wunschfantasien nicht nur der ödipale Vater, sondern auch der prägenital-mütterliche Vater ist. Sie sucht den Vater als »Alternativ-Mutter«, sucht die Symbiose mit ihm. In dieser Suche nach der Mutter im Vater wird sie enttäuscht (»Angst vor Konflikt und Triangulierung«). Der Vater, so erlebt sie ihn, achtet die Schwestern mehr, er kann sie als Tochter nicht lieben, sondern zieht Jungen vor – sie identifiziert sich projektiv mit dem Vater: So wie sie im Vater die Mutter, im Mann die Frau sucht, so sucht der Vater in ihr den Sohn, nicht die Tochter. Um ihm zu gefallen, muss sie selbst männlich sein, und das heißt für sie: hart und unempfindlich sein. Sie versucht, ihr weibliches Erleben zu verleugnen, für das sie kein positives Vorbild gelten lässt, nach dem sie gleichwohl auf der Suche bleibt.

Zum Schluss

Conrad Ferdinand Meyer hat in seinem Gedicht *Eingelegte Ruder* (1882, S. 48) das depressive Grundgefühl auf engstem Raum anschaulich gemacht, den Zeitstillstand, die Gefühllosigkeit, die Handlungsunfähigkeit.

> *Eingelegte Ruder*
> Meine eingelegten Ruder triefen,
> Tropfen fallen langsam in die Tiefen.
> Nichts, das mich verdross! Nichts, das mich freute!
> Niederrinnt ein schmerzenloses Heute!
> Unter mir – ach, aus dem Licht verschwunden –
> Träumen schon die schönern meiner Stunden.
> Aus der blauen Tiefe ruft das Gestern:
> Sind im Licht noch manche meiner Schwestern?

In der Therapie der Depression sind wir aufgefordert, dabei zu helfen, dass die Ruder, die doch zum Steuern und Antreiben da sind, wieder genutzt werden können, dass die schöneren Stunden der Vergangenheit wieder ins Licht rücken dürfen und dass der Schmerz, wo er denn unvermeidlich ist, wieder gefühlt werden kann. Als Psychoanalytiker können wir dankbar dafür sein, die Menschen, die in der depressiven Verfassung stehen bleiben mussten, begleiten und unterstützen zu können. Dieses Buch soll dabei ein wenig hilfreich sein.

Literatur

Abel-Horowitz, J. (1998). Psychopharmacotherapy During an Analysis. *Psychoanal Inq, 18*, 673–701.

Abraham, K. (1924/1982). *Versuche einer Entwicklungsgeschichte der Libido auf Grund der Psychoanalyse seelischer Störungen*. Frankfurt a. M.: Fischer.

Arbeitskreis OPD (2014). *Operationalisierte Psychodynamische Diagnostik*. Bern: Huber.

Auchter, T. (1989).Unzeitgemäße Betrachtungen über die Zeit. (2. Tagung der Zürcher Arbeitstage zur Psychoanalytischen Entwicklungslehre und Technik, 02.–03.09.1988). *EPF-Bulletin, 32*, 107–113.

Bamonti, P., Heisel, M., Topciu, R., Franus, N., Talbot, N., Duberstein, P. (2010). Association of alexithymia and depression symptom severity in adults aged 50 years and older. *Geriatr Psychiatry, 18*(1), 51–56.

Benedetti, G. (1981). Zur Psychodynamik der Depression. *Nervenarzt, 52*, 621–628.

Bion, W. R. (1959). Angriff auf Verbindungen. In E. Bott Spillius (Hrsg.), (1990), *Melanie Klein heute*, Bd. 1 (S. 110–129). München, Wien: Verlag Internationale Psychoanalyse.

Bion, W. R. (1962). Eine Theorie des Denkens. In E. Bott Spillius (Hrsg.), (1990), *Melanie Klein heute,* Bd. 1 (S. 225–235). München, Wien: Verlag Internationale Psychoanalyse.

Bruns, G. (2005). Zweifel am Dasein: aus der Behandlung eines depressiven Patienten. *Psyche – Z Psychoanal, 59,* 816–842.

Cabaniss, D. & Roose, S. (2005). Psychoanalysis and psychopharmacology: new research, new paradigms. *Clinical Neuroscience Research, 4*, 399–403.

Derrida, J. (1988). *Mémoires. Für Paul de Man*. Wien: Passagen.

Derrida, J. (1989). Freud und der Schauplatz der Schrift. In ders., *Die Schrift und die Differenz* (S. 302–350). Frankfurt a. M.: Suhrkamp.

DGPPN et al. (Hrsg.). (2015). *S3-Leitlinie/Nationale VersorgungsLeitlinie Unipolare Depression. Langfassung.* 2. Auflage. www.awmf.org/uploads/tx_szleitlinien/nvl-005l_Unipolare_Depression_2016-11.pdf (Zugriff: 15.05.2017).

Eicke-Spengler, M. (1977). Zur Entwicklung der psychoanalytischen Theorie der Depression. *Psyche – Z Psychoanal, 31*, 1079–1125.

Freud, S. (1914c). Zur Einführung des Narzissmus. *GW X*, 137–170.

Freud, S. (1915b). Zeitgemäßes über Krieg und Tod. *GW X*, 325–355.

Freud, S. (1915–1917). Vorlesungen zur Einführung in die Psychoanalyse. *GW XI*.

Freud, S. (1916a). Vergänglichkeit. *GW X*, 357–362.

Freud, S. (1917e). Trauer und Melancholie. *GW X*, 428–446.

Freud, S. (1923b). Das Ich und das Es. *GW XIII*, 237–289.

Green, A. (1980). La mère morte. In ders. (1983), *Narcissisme de vie, narcissisme de mort* (S. 222–254). Paris: Editions de Minuit.

Green, A. (1983). *Narcissisme de vie, narcissisme de mort*. Paris: Editions de Minuit.

Green, A. (2004). *Die tote Mutter*. Gießen: Psychosozial-Verlag.

Gut, E. (1989). *Productive and unproductive depression*. London: Tavistock/Routledge.

Hautzinger, M. (1994). Kognitive Therapie bei Depressionen. *Psychotherapeut, 39*, 113–123.

Hell, D. (1992). *Welchen Sinn macht Depression?* Reinbek: Rowohlt.

Hell, D. (2003). *Seelenhunger. Der fühlende Mensch und die Wissenschaften vom Leben.* Bern: Huber.

Hell, D. (2012). *Depression als Störung des Gleichgewichts*. Stuttgart: Kohlhammer.

Henrich, D. (2003). *Der Gang des Andenkens.* Frankfurt a. M.: Klett-Cotta.

Honkalampi, K., Hintikka, J., Tanskanen, A., Lehtonen, J. & Viinamäki, H. (2000). Depression is strongly associated with alexithymia in the general population. *J Psychosom, 48*, 99–104.

Jacobson, E. (1973). *Das Selbst und die Welt der Objekte*. Frankfurt a. M.: Suhrkamp.

Jacobson, E. (1977). *Depression: Eine vergleichende Untersuchung normaler, neurotischer und psychotisch-depressiver Zustände.* Frankfurt a. M.: Suhrkamp.

Jacobson, E. (2015). *Gefängnisaufzeichnungen.* Gießen: Psychosozial-Verlag.

Jaspers, K. (1913). *Allgemeine Psychopathologie*. 9. Auflage. Heidelberg, Berlin: Springer.

Juranville, A. (1990). *Lacan und die Philosophie*. München: Klaus Boer.

Kapfhammer, H.P. (1997). Psychotherapeutische und pharmakotherapeutische Ansätze in der Behandlung von depressiven Störungen. In P. Buchheim (Hrsg.), *Psychotherapie und Psychopharmakologie* (S. 31–54). Stuttgart: Schattauer.

Kernberg, O. (2012). *Liebe und Aggression. Eine unzertrennliche Beziehung.* Stuttgart: Schattauer.

Kierkegaard, S. (1997). *Die Krankheit zum Tode*. Stuttgart: Reclam.

Kinston, W. & Cohen, J. (1986). Primal repression: clinical and theoretical aspects. *Int J Psychoanal*, *67*, 337–355.

Klein, M. (1937). Liebe, Schuldgefühl und Wiedergutmachung. In dies. (1996), *Gesammelte Schriften I,2* (S. 105–157). Stuttgart: frommann-holzboog.

Kraus, A. (1977). *Sozialverhalten und Psychose Manisch-Depressiver*. Stuttgart: Enke.

Kristeva, J. (1974/1978). *Die Revolution der poetischen Sprache*. Frankfurt a.M.: Suhrkamp.

Kristeva, J. (2007). *Schwarze Sonne. Depression und Melancholie*. Frankfurt a.M.: Brandes und Apsel.

Küchenhoff, J. (2004). Psychosomatische Krankheitslehre: Psychoanalytische und tiefenpsychologisch fundierte Modelle. In W. Hiller, E. Leibing, F. Leichsenbring & S. Sulz (Hrsg.), *Lehrbuch der Psychotherapie* (S. 105–120). München: CIP-Medienverlag.

Küchenhoff, J. (2005a). Psychotherapeutische Beziehung und Psychopharmakotherapie. *Schweiz Arch Neurol Psychiatr, 156*, 13–19.

Küchenhoff, J. (2005b). Verlorenes Objekt, Trennung und Anerkennung. In ders., *Die Achtung vor dem Anderen. Psychoanalyse und Kulturwissenschaften im Dialog* (S. 79–96). Weilerswist: Velbrück Wissenschaft.

Küchenhoff, J. (2008). Julia Kristeva verstehen: zwei neu übersetzte Werke helfen dabei. *Psyche – Z Psychoanal, 62*, 206–213.

Küchenhoff, J. (2009a). Der integrative Prozess in der Psychotherapie: Methodenvielfalt – Synergismus – Integration. *Schweiz Arch Neurol Psychiatr, 160*, 12–19.

Küchenhoff, J. (2009b). Verlieren, Trauern, Verzeihen – zur Psychodynamik der Depression. *Schweiz Arch Neurol Psychiatr, 160*, 200–207.

Küchenhoff, J. (2010). Zum Verhältnis von Psychopharmakologie und Psychoanalyse – am Beispiel der Depressionsbehandlung. *Psyche – Z Psychoanal, 64*, 890–916.

Küchenhoff, J. (Hrsg.). (2016). *Psychoanalyse und Psychopharmakologie*. Stuttgart: Kohlhammer.

Lacan, J. (1996). *Das Seminar, Buch 11. Die vier Grundbegriffe der Psychoanalyse*. Mannheim: Quadriga.

Lang, H. (1973). *Die Sprache und das Unbewußte*. Frankfurt a.M.: Suhrkamp.

Lax, R. (1989). The narcissistic investment in pathological character traits and the narcissistic depression: some implications for treatment. *Int J Psychoanal, 70*, 81–90.

Lebovitz, P.S. (2004). Integrating Psychoanalysis and Psychopharmacology: A Review of the Literature of Combined Treatment for Affective Disorders. *Am Acad Psychoanal Dyn Psychiatry, 32*, 585–596.

Lemaigre, B. (2001). Séparation, mélancolie et écriture chez Kierkegaard. *Revue Fr Psychanalyse, 65*, 563–577.

Luhmann, N. (2000). *Vertrauen*. 3. Auflage. Stuttgart: UTB.

Mentzos, S. (1984). *Neurotische Konfliktverarbeitung*. Frankfurt a.M.: Fischer.

Mentzos, S. (1993). *Psychodynamische Modelle in der Psychiatrie*. Göttingen: Vandenhoeck & Ruprecht.

Mentzos, S. (1995). *Depression und Manie. Psychodynamik und Therapie affektiver Störungen*. Göttingen: Vandenhoeck & Ruprecht.

Mentzos, S. (2009). *Lehrbuch der Psychodynamik*. Göttingen: Vandenhoeck & Ruprecht.

Meyer, C. F. (1882). *Gedichte*. Leipzig: Verlag von H. Haessel. (www.deutschestextarchiv.de/book/view/meyer_gedichte_1882?p=7; Zugriff: 05.06.2017).

Minkowski, E. (1971). *Die gelebte Zeit. I. Über den zeitlichen Aspekt des Lebens*. Salzburg: Otto Müller.

Mintz, D. & Belnap, B. (2006). A View from Riggs: Treatment Resistance and Patient Authority – III. What is Psychodynamic Psychopharmacology? An Approach to Pharmacologic Treatment Resistance. *J Amer Acad Psychoanal, 34*, 581–601.

Olesker, W. (2006). Thoughts on Medication and Psychoanalysis: A Lay Analyst's View. *J Amer Psychoanal Assn, 54*, 763–779.

Purcell, S. (2008). The Analyst's Attitude Toward Pharmacotherapy. *J Amer Psychoanal Assn, 56*, 913–934.

Ricoeur, P. (1998). *Das Rätsel der Vergangenheit. Erinnern – Vergessen – Verzeihen*. Göttingen: Wallstein.

Rubin, J. (2001). Countertransference factors in the psychology of psychopharmacology. *J Am Acad Psychoanal, 29*, 565–573.

Rudolf, G. (2000). Der depressive Grundkonflikt und seine Verarbeitungen. Krankheitsbilder in der Folge des depressiven Grundkonflikts. In ders., *Psychotherapeutische Medizin und Psychosomatik* (S. 149–200). Stuttgart: Schattauer.

Schramm, E. (2009). *Interpersonelle Psychotherapie bei Depressionen und anderen psychischen Störungen*. Stuttgart: Schattauer.

Steiner, J. (1993/1998). *Orte des seelischen Rückzugs. Pathologische Organisationen bei psychotischen, neurotischen und Borderline-Patienten*. Stuttgart: Klett-Cotta.

Stierlin, H. (1975). *Eltern und Kinder im Prozeß der Ablösung*. Frankfurt a. M.: Suhrkamp.

Straus, E. (1960). Das Zeiterleben in der Depression und in der psychopathischen Verstimmung. In ders., *Psychologie der menschlichen Welt* (S. 126–140). Berlin, Heidelberg: Springer.

Taylor, C. (2007). *A secular age*. Cambridge: Harvard University Press.

Tellenbach, H. (1983). *Melancholie*. Berlin, Heidelberg: Springer.

Theunissen, M. (1991). Melancholisches Leiden unter der Herrschaft der Zeit. In ders., *Negative Theologie der Zeit* (S. 218–284). Frankfurt a. M.: Suhrkamp.

Theunissen, M. (1993). *Der Begriff Verzweiflung. Korrekturen an Kierkegaard*. Frankfurt a. M.: Suhrkamp.

Theunissen, M. (1996). *Vorentwürfe von Moderne. Antike Melancholie und die Acedia des Mittelalters*. Berlin: De Gruyter.

von Gebsattel, E. (1954). Zeitbezogenes Zwangsdenken in der Melancholie. In ders., *Prolegomena einer medizinischen Anthropologie* (S. 1–18). Berlin, Göttingen, Heidelberg: Springer.

Viinamäki, H., Kuikka, J. & Tiihonen, J. (1998). Change in momoamine transporter density related to clinical recovery: a case control study. *Nordic J Psychiat, 52*, 39–44.

Warning, R. (1993). Vergessen, Verdrängen und Erinnern in Prousts A la recherche du temps perdu. In A. Haverkamp & R. Lachmann (Hrsg.), *Memoria. Poetik und Hermeneutik XV* (S. 160–194). München: Fink.

Weiss, H. & Horn, E. (2011). Depression und Zeitlosigkeit bei perversen und psychotischen Zuständen. In H. Faller & H. Lang (Hrsg.), *Depression: Klinik, Ursachen, Therapie* (S. 115–124). Würzburg: Königshausen & Neumann.

Wesche, T. (2003). *Kierkegaard. Eine philosophische Einführung*. Stuttgart: Reclam.

Will, H. (1994). Zur Phänomenologie der Depression aus psychoanalytischer Sicht. *Psyche – Z Psychoanal, 48,* 261–385.

Winnicott, D.W. (1947/1983). Hass in der Gegenübertragung. In ders., *Von der Kinderheilkunde zur Psychoanalyse* (S. 77–90), Frankfurt a.M.: Fischer.

Winnicott, D.W. (1953). Transitional objects and transitional phenomena. *Int J Psychoanal, 34*, 89–97.